だから、もう眠らせてほしい——安楽死と緩和ケアを巡る、私たちの物語

装丁　有山達也＋山本祐衣

目次

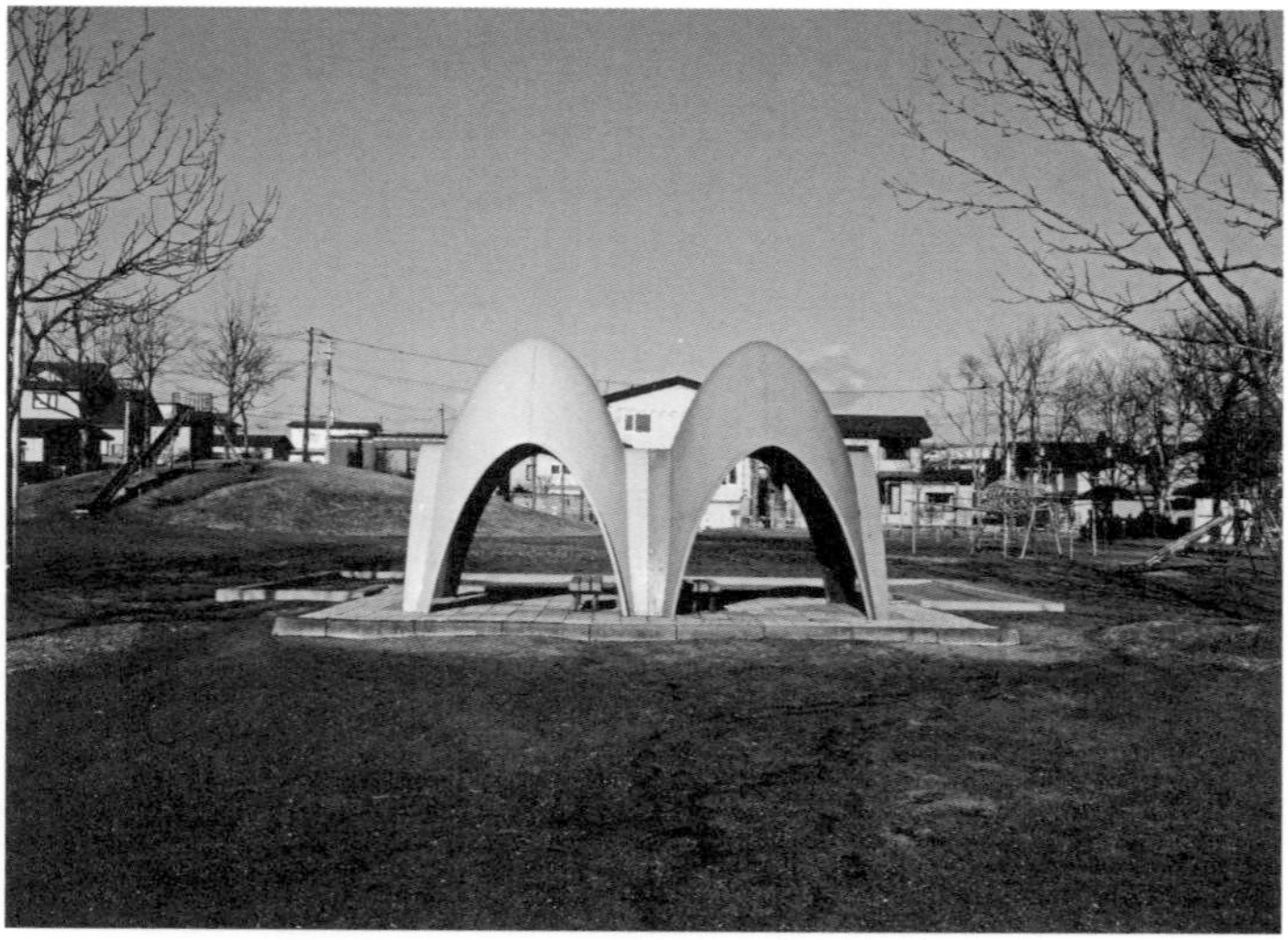

プロローグ

手を合わせること、
祈ること。
それが、人の営みとして大切なものと感じるようになったのは、いつのころからだろうか。

僕は子供のころから「死」が怖くなかった。

その手触りが感じられなかったからだ。

僕を可愛がってくれた祖父が亡くなった時、僕はその死を見せてもらえなかった。次に祖父と会えたとき、彼はもう錦をまとった棺の中にいた。訳がわからないままお寺の座敷に座らされ、お経の本を手渡される。僕は幼いながらに、般若心経をどの子よりもうまく唱え、親せきのおじさんたちに誉められた。それしか記憶がない。

同じ学年の子が亡くなった時も、目の前で倒れたその子を見て、「転んだぞ!」って、僕は友だちと笑っていた。教師たちがその子を担ぎ出してから先、その子は帰ってこず、数日後に教師から死を告げられた。友だちはわんわんと涙を流していたけど、僕はやはり亡くなる瞬間に立ち会っていない死に実感がわかずにいた。ただ、倒れたのを笑ったのは済まなかったな、とだけ思っていた。

目の前で人の死を初めて見たのは、まだ医者になる前、一晩だけ病院に泊まるという何が目的かもわからない実習のときだった。ほとんど何も教えてくれない看護師の後ろをついて、九時ころまでちょっとしたお手伝いをし、

「もう休んでいただいていいですよ」

と言われて、部屋に戻る。今思えば、その看護師だって、ぼーっとした医学生を持て余していたのだろうと思う。

そうして、病院の闇の中にまどろんでいこうとしていたそのとき、どんどんどんと、部屋のドアが大きく叩かれた。

「学生！　起きろ！　急変だから見に来い！」

その日の当直だった医者に起こされ、何もわからないまま僕は病室まで走った。

そこで見たもの――年老いた男性が、看護師に胸を押されてがくんがくんとベッドの上で波打つ姿。口には管が入り、虚ろな目がこちらを見ている。

「これが死、か」

僕は部屋の入り口近くで、ただその光景を見ていた。じーっと観察していた。でもやはり、怖くはなかった。三〇分ほどでその処置は終わり、看護師がもう動くことのない体に布団を

被せた。僕を叩き起こした医師は、どういうつもりだったのだろう。奇跡的な蘇生の瞬間を見せて、医療の素晴らしさを教えようという筋書きだったのだろうか。僕がずっと入り口近くでたたずんでいるのに気が付いたその医師は、目を合わすこともなく、

「医療の現場では、よくあることだから」

とだけ言って、部屋を出ていった。彼は気まずそうだったが、僕は何とも思っていなかった。

「これが、死か」

ということ以外に、何の感情も湧かなかった。

それから医者になり、僕はたくさんの死に立ち会った。

自分が長く診ていた患者が亡くなることもあったし、初めての対面が死というときもあった。でも、そのひとつひとつに僕は「色」を感じなかった。同僚の医師が、患者の死に立ち会って涙を流しているのを見たとき、僕は彼のことを心底羨ましいと思った。

——ああ、彼の心の中には死の色がある。自分にはない、死の色が。

緩和ケアを専門とする医師となって、死に立ち会う頻度は段違いに増えたが、それでも死が色づくことはなかった。ただ、毎週のように死が訪れる現場では、僕のこのたちは、むしろ好都合かもしれないとも思った。緩和ケアに憧れを抱く医師たちが、たくさんの死の色を

見て、そして疲弊してこの現場から立ち去っていった。それを横目に、僕はまだここに居続けられているから。

ただ、あるときから僕は、死に対して手を合わせて祈るようになった。時には見える形で、時には心の中で。どういう心境の変化なのだろう。相変わらず、死に色はつかない。怖さもない。

でも僕はいつの間にか、死に対して、そして生に対しても手を合わせるようになっている。

吉田ユカからの電話

「西先生。『安楽死をしたい』という患者さんが、先生の外来を受診したいという依頼が入っていますが……」

そんな内線電話が病院の地域医療部から入ったのは、桜が去って緑が萌え始める春の終わりのことだった。

「僕はどちらかと言えば安楽死には慎重な立場なんだけど……」

「ええ、でも先生をご指名ですよ。ＩＤをお伝えしましょうか？」

電子カルテの前に座り、伝えられたナンバーを打ち込むと、患者の氏名がパッと表示された。

吉田ユカ、三七歳。

聞いたことがない名前だ。以前に会ったことがある患者ではない。

「どういった依頼なのですか？」

「膵臓癌を患っているそうです。それで、今は都内の大学病院で抗癌剤治療を受けていますが、それと同時にスイスに行って安楽死をする準備を進めているそうです。でも、それが難しい場合に、日本で緩和ケアを受けたいというお気持ちもあるようで……。安楽死に理解のある西先生に診てもらいたいとのことでしたよ」

うーん。

僕は考え込んでしまった。たしかに僕は最近、安楽死についてインターネットで記事を書いたり、取材を受けたり、またそれをテーマに講演を依頼されたりしている。

近年、高齢社会を背景にして、人がどう生きるのかということ、そしてどう死んでいくのかということについての関心が高まってきている。そんな中である有名人が「私は安楽死で死にたい」と発言してみたり、実際に安楽死で最期を迎えた方々の報道などがされたことで、テレビも雑誌もインターネットも、「安楽死」という言葉でにわかに賑わってきた。

ニュースが賑わえば、それに対する専門的なコメントも求められる。それなら日常的にたくさんの死に向き合っている緩和ケア医は「死の専門家」だろう、ということから多くの依

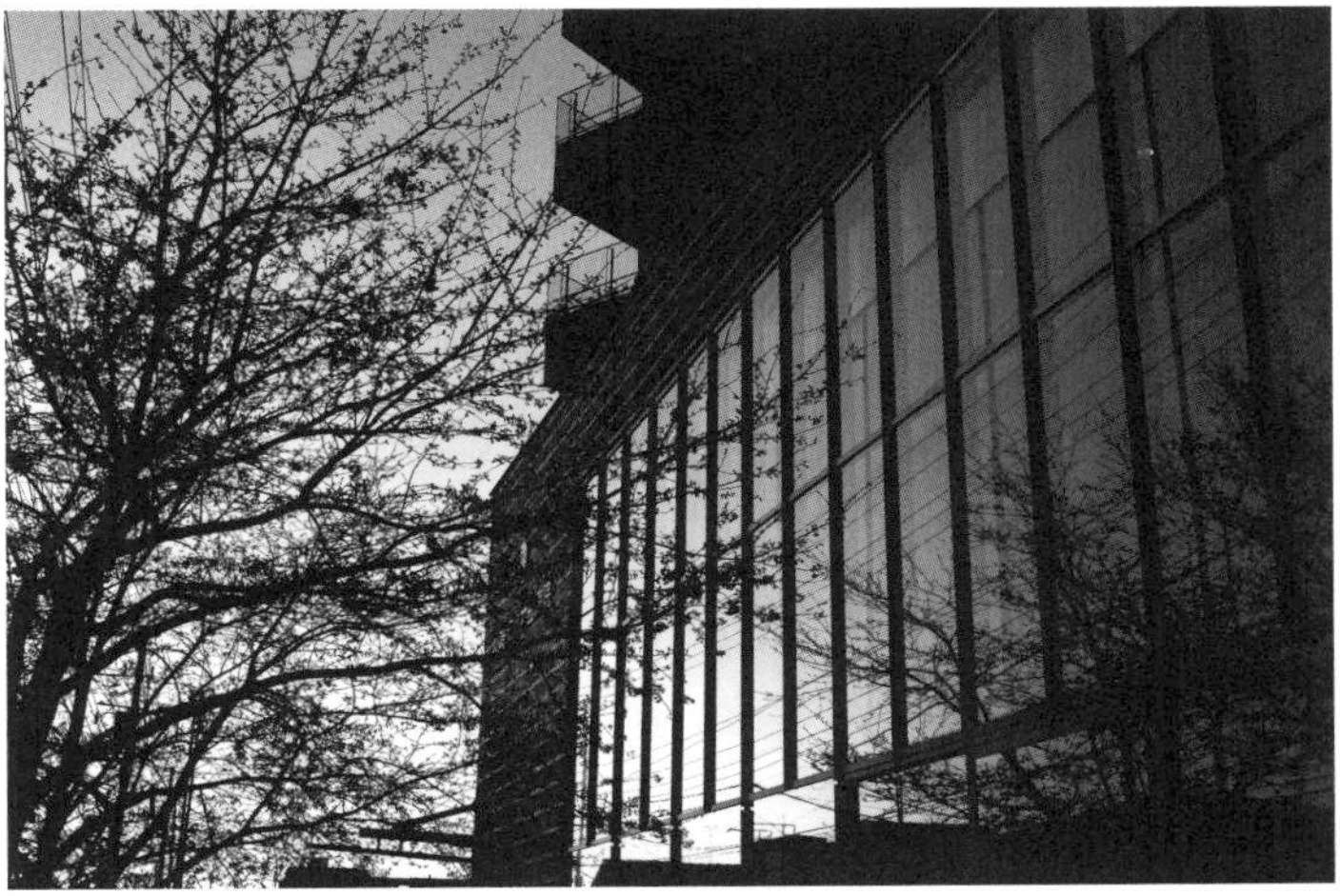

頼が来たということ。短絡的な話だ。僕らはあくまでも生きている人に対して治療を提供する医者のひとりであり、死の専門家でも何でもないのに。

もちろん講演や取材に当たっては、安楽死について少しは勉強もしたし、たくさんの依頼が来たことで、この数か月、安楽死についていろいろと考えさせられる機会も多かった。ひとりの医者として、安楽死に対して温めてきた考えもある。でも僕が「安楽死に理解のある医師」なのか？　と言われたらよくわからない。僕は緩和ケア医だ。立場的には安楽死に賛成できるものではない。本当に僕がその人の担当医でいいのだろうか？

「どうしましょうか？　難しければお断りしますが……」

あまりの長考に、地域医療部のスタッフが、電話の向こうでしびれを切らしている。

「いや、ちょっと待って。いきなりの依頼に混乱しているだけだから」

うーん、でも他の医師だと「安楽死」なんて言葉が出たら面食らうだろうな。僕が受けるしかないんだろうな……と思っていたところに、電子カルテにあったひとつの文章が目に飛び込んできた。それは地域医療部が吉田ユカから依頼の電話をもらったときに書かれた、プロフィールシートだった。

そこには彼女が放った言葉が、こう書かれていた。

「日本には、安心して死ねる場所がない」

僕はその文字を見て、かっと頭が熱くなった。

日本には安心して死ねる場所がない——だからこの患者はスイスに行こうとしているのか……。僕は日本の緩和ケア医として、どうすれば患者たちがこの国で、安心して生きて、そして死んでいけるのかということを、ずっと考えて実践してきたつもりだ。一〇年前と比べれば、これでもこの国はずっと良くなったと感じていた。それでもこの吉田ユカという患者は「ここには安心して死ねる場所がない、スイスで安楽死したい」と言っている……。

がぜん、興味が湧いてきた。

まず一度会ってみよう。

「スイスで安楽死をしたい」という患者の主治医になるのは初めてのことだ。まず会って、話を聴いてみないことには、どういうことなのかわからないじゃないか。

「わかりました。僕の外来で面談しますので、『早期からの緩和ケア外来』で初診の予約を取っていただけますか？」

と告げると、地域医療部の担当者もほっとしたようだった。

「早期からの緩和ケア外来」というのは、他の病院で抗癌剤治療を行っている人に対して、緩和ケアだけ当院で受けられるようにする仕組みだ。

僕が専門とする緩和ケアは、一般的に「終末期医療」のイメージが強く、余命が本当に短くなってから最後に受けるケアと思われがちだ。しかし最近の研究では抗癌剤治療と並行して緩和ケアも受けることで、患者の生活の質が上がることが示されている。

この一〇年ほど、アメリカやヨーロッパでは、抗癌剤治療と緩和ケアをどのように組み合わせていくのが良いのか？　というところでの議論が盛んにされている。これを受けて、日本でも徐々に、緩和ケアを早期から受けられるようにする仕組みが全国的に整ってきている。早期からの緩和ケアだって、僕らが作ってきた、日本で安心して生きていくための仕組みなのだ。

きっと、話せばわかることがある。僕だって伊達に、緩和ケアの専門家を一〇年もやってきたわけじゃない。緩和ケアは体の痛みだけではなく、心も、社会的な苦痛も緩和できる方法だ。安楽死なんてことを考える前に、まだ、できることがあるはずだ。きっと、何とかできるんだ。

そう期待して、僕は外来の日を迎えた。ドアを開けるまで、僕は自信満々だったのだ。

——そう、ドアを開けるまでは……。

1

止まってしまった心——吉田ユカの場合

外来に現れた吉田ユカは、透き通るような白い肌と豊かな黒髪が印象的な女性だった。膵臓癌で抗癌剤治療中とのことだったが、パッと見た目には病を抱えているとはわからない。ただ、よく見ると少しお腹が膨れている。そこに、腫瘍か、腹水があるのかもしれない。

「はじめまして。西と申します。前医からの紹介状は拝見しましたが、今日こちらにお越しになることになった経緯をお話しいただいてよろしいでしょうか？」

僕は電子カルテからは手を放し、体ごとユカに向き合った。ユカは少し目を泳がせながら話し始める。

「はい。去年の冬に、お腹の違和感を感じてエコーで診てもらったら、膵臓癌と診断されまして。それから抗癌剤治療を始めて、よく効いていたのですけど、最近になって効果がなくなってきました。主治医の先生からは、別の薬に変えましょう、と提案されているのですけど、私はもう次の薬を試すつもりはなくて。今のお薬が飲めなくなったら、もう抗癌剤はおしまいでいいと思っています」

そう話すユカの笑顔は、ちょっと固いなという印象を受けた。緊張しているのだろうか。隣では旦那さんが、これまた固まった様子で座っている。

「どうして、もう抗癌剤はしないつもりなんですか？」

「ええ、あの、お電話でもお話しして伝わっているかと思いますが、私は安楽死を希望していまして」

お、早くも核心に迫る話だな。僕は改めて椅子に腰かけ直した。

「安楽死は、病気になる前から知っていたんです。あちらではAssisted Voluntary Deathと言うんですけど。いずれは自分も、と考えていましたが、今回こういう病気になってようやく行けるなと思って。それで、スイスの自死幇助支援団体であるライフサークルに申請書類を出しているんです。その申請が認められればすぐにでもスイスに行きたいですが、その前に具合が悪くなるかもしれません」

その時のために日本で緩和ケアを受けられるところを準備しておきたいと思っている、とユカは話した。

「どうして僕のところに？」

「以前から、西先生が安楽死について、いろいろと発信されているのを存じ上げていて。西先生が安楽死について賛成ではないということもわかっています。でもこの先生なら、安楽死について話ができるんじゃないかなと思ったんです。私も川崎市民ですし、ちょうどよかったと思って」

見透かされてるな、と僕は思った。

「ええと、ではどうして安楽死をしたいと思っていらっしゃるのですか？」

すると、ユカはちょっと沈黙を置いた後に、

「実は私、幼いころから虐待を受けていまして――」

と話し出した。


吉田ユカは、格式のある家の生まれで、長女である彼女は「家を継ぐもの」としてかなり厳しく育てられた。その過程で両親から身体的な暴力を受けたのだという。たとえば馬乗りになって殴られたりとか首を絞められたりされたり。母親も止めてくれるでもなく、ただ冷たく見ているだけ……。また別の時には、父親が酒を飲んでは、蔑みの言葉をかけてくる。そして性的な虐待……。妹がいるが、彼女は可愛がられていたのだという。両親の、妹に対する態度と、自分に対する態度のあまりの違いに、「自分は必要ない人間だ」と感じてしまったユカは心を病み、精神科に通院することになった。そして「複雑性ＰＴＳＤ（Post-traumatic Stress Disorder）」の診断を受け、さまざまな治療を試みていたという。

僕はそのとき「複雑性ＰＴＳＤ」という病名を初めて耳にした。これは後で勉強しないといけないな、と思いながら話を聴くことを続けた。

精神科での治療を受けながらも、彼女はつらいという気持ちを消すことができなかった。そしてユカは、ある家族旅行の夜に「家族の見ているところで死んでやろう」と思い、ひとりで夜の砂浜に出た。旅館の窓から見えるその場所で、飛び込むつもりだったという。夜の闇と同化した、荒ぶる漆黒の波間に。

でも、その前に付き合っていた彼に電話しておこうと、

「もうつらいから死ぬ」

と伝えたところ、

「そんなつらいところにいないで、僕のところにおいで」

と彼が言ってくれたという。

「それからそのまま真っすぐに彼のところに行って、結婚して、そのあとは両親には連絡していません」

それが、いま隣に座っている旦那さんなのだという。まるで他人事のように、壮絶な体験を淡々と話すユカに、聞いているこちら側も「それって現実の話ですか……」と問い返したくなる。

「他にもトラウマがあります。私、そういうわけで両親からは愛情を受けずに育ったので、祖父母と仲良くしていました。母方の。実質、その祖父母に育てられたんです。でも二人が亡くなる時の体験が心に刺さっていて」

ユカの祖父は、彼女が一四歳の時に前立腺癌を患い、最後は肺炎になったのだが、彼女に祖父の死を伝えるものは誰もおらず、別れをさせてもらえなかったのだという。一方で祖母が亡くなる前には、付き添っていることはできた。ただそこでユカが見ていたのはベッドに手足を縛りつけられたままの祖母だった。もう本人はしゃべれない状態ではあったが、ユカはただ「ごめんね」と言いながら傍についていることしかできなかった。その間、主治医は家族に説明がないまま交代になり、治療方針についても満足な話し合いもなく、そのまま祖母は亡くなったのだという。

「そういう、つらい思いを夫にはさせたくない。自殺もしないと決めています。だから、夫のトラウマになるような状態になる前に安楽死で逝きたいんです」

無言で頷く僕を見ながら、ユカはなおも続ける。

「病院に長く入院したくないから、安楽死をしたいというのもあります。医療に対しては他にもいろいろとトラウマがありまして。たとえば、私が大学病院に入院していたとき、病棟で亡くなられた方がいたんです。癌の専門病棟で。それで、家族が部屋の周りで神妙な顔をしているのに、ナースステーションからは大きな笑い声が聞こえるんです。他の病室から苦しんでいる声が聞こえても『今日も声が聞こえますね〜』って廊下で話しているのが聞こえたり。癌の専門のところなのに、こんな感じなんだ……って思ってしまって」

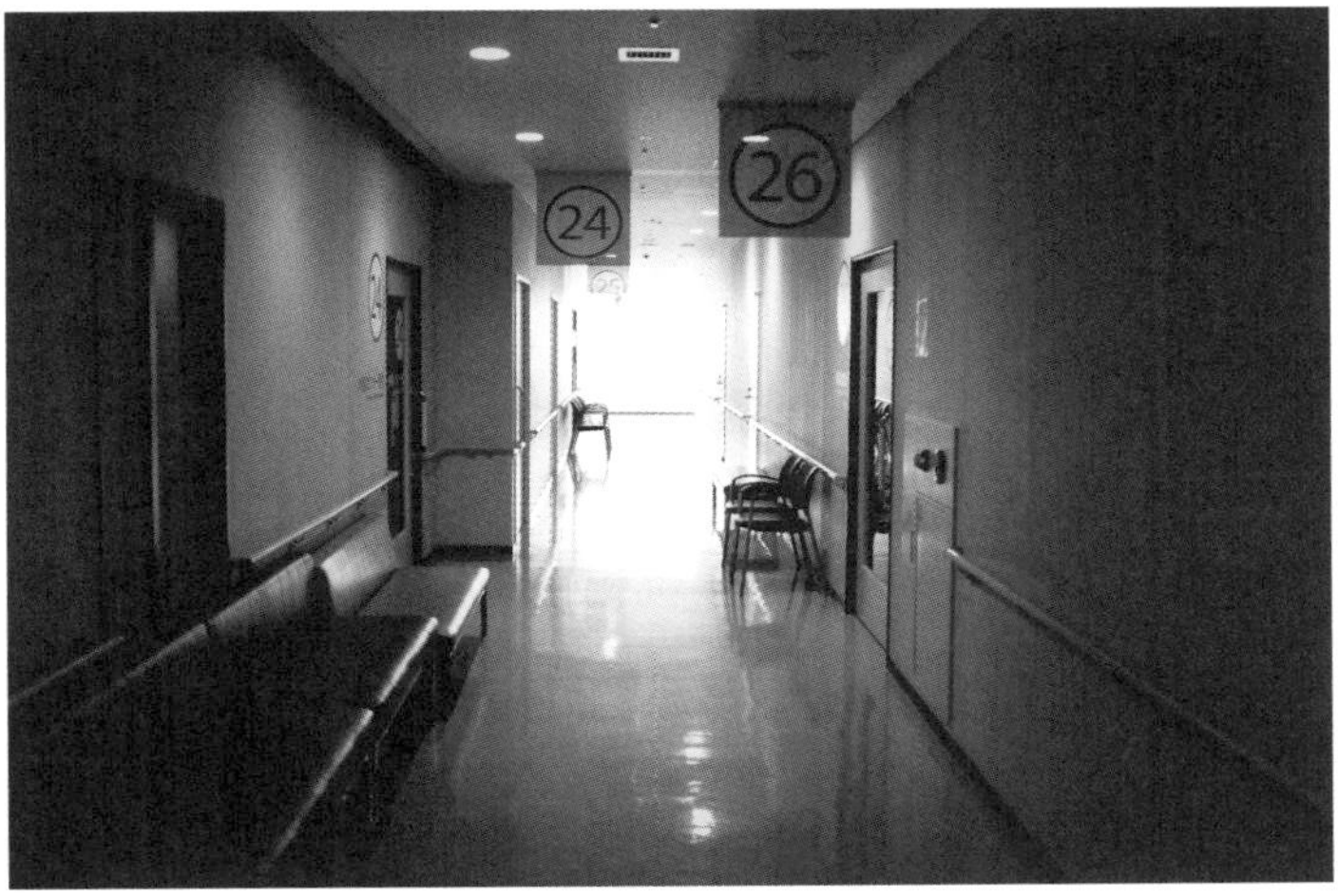

「それは……。そうだったんですか」

「他にも、婦人科を受診したときに内診（性器からの婦人科臓器の診察）ってすると思うんですけど、私を担当した医師が何も言わずに突然指を入れてきたりして……。『痛い、やめてください』って言っているのに誰も止めてくれなくて。そのときも、遠くで看護師さんが笑っている声が聞こえてくるんです。それからもう恐怖で……」

僕は無言で頷く。

「だからなるべく自宅で過ごしたい。吐血するとか、最後の最後、そういったことで夫に迷惑はかけたくないので、そのときは病院にお願いするかもしれませんが。でも、出血したとしても輸血はしないでください。おしっこの管とか、鼻からのチューブとかも、意識があるときには入れないでください」

彼女は相変わらず淡々と話すが、聞かされている方は耳が痛い。はたして僕らは、彼女が訴えているようなことを一度もしたことがないと言えるだろうか。

——いつの間にか手にじっとりと汗をかいていた。

気がついたらもう一時間以上も話している。疲れた。すぐに咀嚼して受け入れることができそうになく、共通の終着点を見出すことができない話に、心も重くなってきていた。

「わかりました。ところで今は体の症状は何かありますか？」

「いえ、今はちょっとした痛み以外は。軽い痛み止めを出してもらっています」

「では当院に、どういった役割を期待していますか？」

「スイスでの安楽死が認められたとしても、そのときの体調によっては飛行機に乗って現地に行くというのは無理かもしれませんよね。そのときは、日本で終末期を迎えると思うんですけど、**『持続的な深い鎮静』**の方法を使って眠らせてほしいんです」

——持続的な深い鎮静。

その言葉を聞いて、胸が詰まる。よく調べている、と思った。そして自分が最期を迎えるときの絵図を、何枚も描いてきているのだとも。

「持続的な深い鎮静」とは、緩和ケアで使われる方法のひとつ。終末期で余命が短いとき、患者に耐え難い苦痛があり、あらゆる方法を使ってもその苦痛が緩和されない場合に、鎮静薬（眠り薬）を使って目が覚めないように眠らせてしまうという方法だ。

眠ってしまえば、会話や食事ができなくなる一方で、苦痛を感じなくても済む、という効果がある。ただ、それを安楽死の代わりに用いるのは……。頭がうまく動かない。心が息切れを始めているのをはっきりと感じていた。

「具体的に、どういう状況になったら、眠ってしまいたいと考えていますか？」

そう言うのが精いっぱいだった。するとユカは少し考えて、

「自力でトイレに行けなくなった時。それがリミットですね。その時には眠らせてください」

と答えた。僕は、

「わかりました。自力でトイレに行けなくなった時ですね。また、その時がきたら相談をさせてください」

とだけ言って、その日の外来を終えた。

終わらせた、というのが正しかったかもしれない。

僕はちょっと思い上がっていたんじゃないか。

吉田ユカと話せば、安楽死を望む理由を聞きさえすれば「何とかできる」と心のどこかで思っていたのかもしれない。でも、彼女の壮絶な過去のトラウマを浴び、同時に夫への感謝と深い思いを知り、僕は正直打ちのめされた。挙句に、「持続的な深い鎮静」を安楽死の代

替として利用することを曖昧にしてしまった。それはきっと、正しいことではないのに。

彼女たちが出ていった診察室で、僕はどうしようもない無力感に襲われていた。

彼女にとっての「日本で安心して死ねる場所」は、安楽死の代わりに眠って過ごす場所、ということなのだろうか……。本当に、それだけしか選択肢がないんだろうか……。

いくら考えようとしてみても、もう僕の心も頭も、考えることを停止していた。

2　もう一人の安楽死——Yくんの場合

「先生、抗癌剤していても、セックスってしてもいいんですか？」

奥さんが隣にいるのに、あっけらかんと尋ねる彼に、こちらのほうがどぎまぎする。診察室を一瞬静寂が襲ったが、僕は努めて冷静に、

「ええ、大丈夫ですよ。ただ、感染に気を付けて。避妊はしてくださいね」

と笑顔で答えた。ただ、口元は少し引きつっていたかもしれない。

「よかった。ほら、そういうことって重要でしょ。でも、主治医の先生には聞きにくくて」

と満面の笑みで語る彼の隣で、表情を崩さずに聞いている奥さん。その対比がちょっと興味深かった。

彼――Yくんは、一年前から僕の外来に通院している大腸癌の患者だった。二二歳で大学を卒業後、広告代理店に勤務したが、二四歳の時に大腸癌が見つかって手術。その時に受けた看護師のケアに感動し、自らも看護師になることを目指すことにしたのだそう。

二六歳で看護学校に入り直し、勉学に励むも、二七歳のときに肝転移が見つかり、再発と診断された。手術を受けた大学病院で抗癌剤治療に取り組む一方で「よりよく生きるために」と希望して、当院の「早期からの緩和ケア外来」を受診したのだった。

「先生のツイッターもよく見ていますよ」

と初対面のYくんは僕に言った。僕のツイッターでの発言を見て、緩和ケアを早期から受けることを希望したとのことだった。

それから一年間、二か月に一度程度、外来に通ってもらっている。

今のところは抗癌剤治療の効果が続いていて、取り立てて大きな症状はないらしい。

「でも、もう少しで有効な抗癌剤を使い切ってしまうって、大学の先生は言うんですよ。肝臓のところの腫瘍も少し大きくなっているって。なんだか夢のない話ですよね。今、いい治療がたくさん開発されているっていうじゃないですか」

実際の年齢に比べて、Yくんは少し幼く見える。口を尖らせて不満を言うその姿が、子どもが駄々をこねるようで可愛らしかった。

「まだわからない、って先生もおっしゃっていたでしょ。新しい治療だって試せるかもしれないって」

そうたしなめる奥さんは、Yくんより少し年上と聞いた。

いつも落ち着いて、自由奔放な夫をうまくコントロールしている。Yくんも「僕のことを誰よりも理解してくれる大切なパートナー」と照れ臭そうに言っていたことがある。自らの仕事をこなしながら、夫が看護学校と病院に通う費用を負担し、さらに病院への付き添いもしているのだからすごい。「貯金がありますから」と奥さんは謙遜していたけど、それでも大変なことは事実だろう。


「先生、今年もキャンプ行けますかね？　あれだけは行きたいんです」

Yくんが唐突に話題を変えた。

彼の言う「キャンプ」とは、喘息などを持っている子供たちを対象に行われている、健康増進と療養指導を目的としたイベントのことだ。一年前に当院に来た時に、

「もしかしたら看護師になれないかもしれない、って主治医に言われたんです。なんかがっかりしちゃって。このまま勉強続けても無駄なのかなって」

とYくんが話すのを聞いて、ちょっと話を聞いてもらえたり、社会とのつながりを紹介してくれる場所が必要かな、と思い「暮らしの保健室」の看護師・及川を紹介した。

暮らしの保健室とは元々、新宿で訪問看護師をしていた秋山正子さんが、戸山ハイツという団地の一角に「地域のよろず相談所」として立ちあげた場所がその発祥だ。

学校にある保健室は、ちょっとしたケガや、お腹が痛いといった体調のことだけではなく、

「今日は何となく授業に行きたくない」「担任の先生には言えない悩みがある」といったときにも受け入れてくれる場所。

暮らしの保健室も学校の保健室のように、病院に行くには敷居が高いけどちょっとした悩みを抱えていたり、また特に用事がない人でもふらっと立ち寄れて、お茶を飲みながら看護師やボランティアスタッフと気軽に話せる居場所として機能している。

部屋の中は木材をふんだんに使用していて暖かい雰囲気があり、中央の大きなテーブルを利用者が囲めるようになっている。みんなで料理を楽しめるオープンキッチンも備えていて、家庭的でくつろげる安心感が特徴だ。

団地の入居者に限らず誰でも予約なしに無料で利用できる。

戸山ハイツは三〇〇〇世帯をこえる大型団地だが、一人暮らしの方も多く、暮らしの保健室で定期的に開かれる食事会には「みんなで食べるご飯のおいしさ」を求めて、多くの方が訪れるという。

秋山さんが二〇一〇年に新宿で始めたこの取り組みは、全国的に共感を呼び、今では五〇か所以上にも広がっている。川崎の元住吉にある暮らしの保健室も、そのひとつだった。

Yくんは、暮らしの保健室でいろいろと話を聴いてもらった結果、「Yくんにとって勉強にもなるし、先方も人手不足みたいだから」ということで、及川を通じてキャンプを紹介してもらったのだ。

Yくんは看護学生のボランティアスタッフとして、先輩や医療スタッフのお手伝いをしただけだが、大変に感激したようで、その後も支援団体を通じて子供たちと交流を続けている。しかも、そのときの体験のためか「将来は子供たちに関わる看護師になって世界を救いたい」と及川に話したらしい。及川は、

「私たちが若いころって、たとえば『ミュージシャンになりたい』って夢を語って、その目指すところが『武道館！』みたいなナルシスト的な友人がけっこういたじゃない。最近の若者って同じミュージシャン志望でも、ビジネスの話ばっかりするのよね。こうすれば音楽で稼げる、みたいな。それが時代、なんでしょうけど。でも、Yくんはちょっと違うのよね。夢見る少年っぽくて」

とYくんを評し、僕の方を見ては、

「どこか、西先生に似てるわ」

と言って笑っていた。それは、褒められているのだろうか。

及川の僕に対する評価はさておき、Yくんがいつも明るく無邪気で、少年よりも少年になって子供たちと遊んでいる姿は容易に想像がついた。

そのYくんが目をキラキラさせながら、

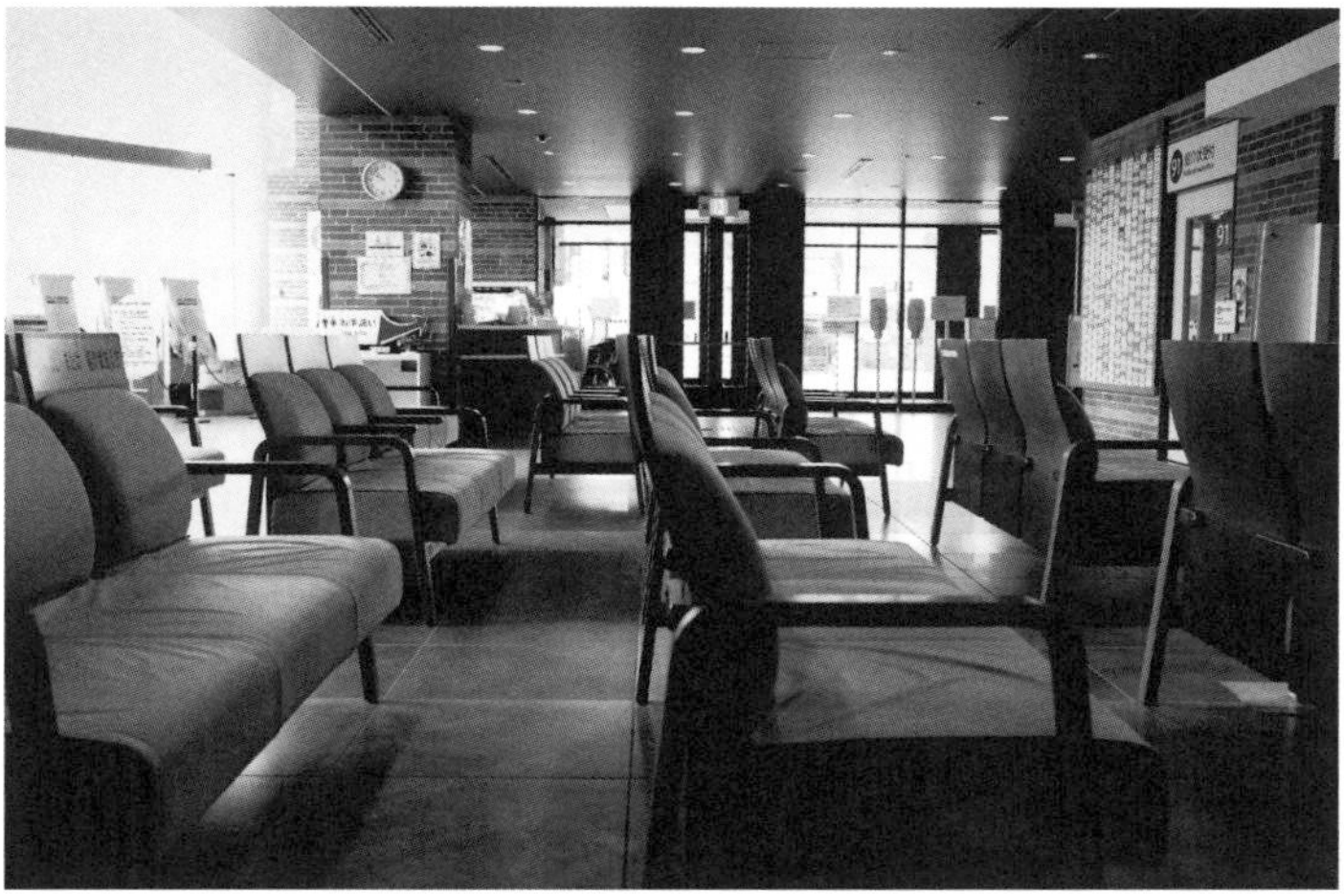

「子供たちが待っているんですよ。人気者になっちゃって。スタッフさんたちも、ぜひ来てほしい、って言ってますから」

そう言いながらも、一番そこに参加したいのが誰か、僕も、奥さんも知っている。野暮なことは言わないが。

「まあ、今の調子が続けば行けるんじゃないかな。もし肝転移に伴う症状が出てきても、それをコントロールさえできれば、キャンプに行けますし、行けるようにするのが僕の役目です」

僕がそう答えると、Yくんは満面の笑みを返してきた。

しかしその後、ちょっと彼は目線をそらして、

「でも、いつまで続けられるのかって考えるとちょっと不安になりますよね。看護師には

なれない、って言われている身としては。来年まで頑張れば卒業できるんですよ。それが無理って言うなら、寿命がもう一年あるかないか、って意味だから……」

と、寂しそうに言った。いつも楽天的なYくんにしては珍しい。

「そうですよね。不安になりますよね……。やはりYくんは、看護師になることが今も生きる支えですか？」

「そうですね。看護師になるためにずっと頑張ってきたんで。でも今はそれだけじゃなくて、妻が支えてくれていることとか、キャンプの子供たちとか、暮らしの保健室の及川さんとか、みんなが支えですね」

「なるほど、みんなが支え……」

「いや、看護師になることを諦めたってわけじゃないですよ。生きることは諦めないし、大学の先生言ってること外れろ！　っていつも思ってますけど。まあなるようにしかならないんで」

「そうですね。なるようにしかならない」

それは、Yくんの口癖だった。

あまり先のことを考えたがらない彼は、僕が未来への備えについて話し合いを試みるたび、「まあ、なるようにしかならないですよ」と言って、うまくはぐらかしてきた。

以前に奥さんは、Yくんを評して、

「彼は『今を生きる』ひとなので。いまやりたいこと、いま好きなことをする。昔からそう。あまり先のことは考えてないみたい。漠然とした夢みたいな話以外は」

と言っていた。

看護師になりたい！　と言った時だってそう。入って間もない会社を辞職して、妻を働かせて学費を出させ、看護師を目指すとなったら、少しは躊躇しそうなものだ。しかしYくんは妻に相談もなしにさっさと辞職の手続きをし、それから学費のことを妻にお願いしたのだという。

「順番が逆ですよね」

と言って、奥さんは微笑んでいた。

「愛すべきキャラクターなんですよ、彼は。誰からも好かれる。子供からも。周囲が放っておかないタイプなんですよね」

奥さんはいつもYくんのことを「彼」と呼ぶ。「夫が」と言っているのは聞いたことがない。興味深い関係だなといつも思っていた。

ただ、この日のYくんは珍しく未来のことを話し出した。

しかも、ちょっと予想外の方向で。

「そうですね、もし生きるのがもう無理、ってなるのだとしたら、苦しみたくはないなとは思いますよね。ほら、この前ネットで見たんですけど『**安楽死**』という最期の迎え方もあるっていう。僕もそれがいいなって。日本では無理なんですよね？」

――僕はドキリとした。

また、安楽死。なぜ？　このタイミングで。

「あ、安楽死ですか。Yくんも安楽死がいいと……」

声が上ずる。

吉田ユカと初めて会ったのは一週間ほど前。まだその出会いを引きずっていた。Yくんから発せられる言葉を聞いた僕は、明らかに動揺していた。

「うーん、そうですね。それもひとつの選択肢として考えたいですよね。日本でもこっそりできたりしないですかね。最後に苦しいのは嫌なんで……」

「きちんと緩和ケアを受けていれば、苦しむことはありません！」

Yくんがびっくりしてこちらを見た。

思った以上に大きな声が出てしまったらしい。

「どうしたんですか、先生。珍しく強い感じで……」

「……あ、すみません。ちょっと緩和ケアのことを強調したくて……」

「いや、先生のことは信頼してますよ。何とかうまくやってくれるんですよね？」

「ええ、きちんと何とかしますから任せてください」

と、変な日本語で返す。

背中が汗ばんでいるのを感じる。こちらの思いが伝わったのだとよいのだが……という期待は、次の一言によってかき消された。

「心配しないでくださいよ、安楽死はあくまでも選択肢のひとつに過ぎませんから」

3　暮らしの保健室

元住吉はデパートみたいな街だ、といつも思う。

たった数分歩く中に、肉屋があり、パン屋があり、本屋も花屋も衣料品店もある。クレープ片手に雑踏に飛び込めば、次はドーナツか、たこ焼きか、と食べ歩きの目線が止まらない。元住吉・ブレーメン通りなんてインターナショナルな名前を付けられたこの商店街は、「ブレーメンの音楽隊」の故郷、ドイツ・ブレーメン市の商店街と友好提携を結んでいるのだという。音楽隊にあやかって、街中にロバやトリ、イヌとネコの像が踊っている。

隣駅の武蔵小杉がタワーマンションで有名になる一方で、元住吉にも物価の安さと活気ある商店街の雰囲気にひかれて、近年、多くの人が移り住んできていた。

そんなブレーメン通りの奥に、「暮らしの保健室」はある。

ここを立ち上げたのは、看護師の及川と僕。及川は僕よりも何歳か年上のベテランナースで、以前は病院で一緒に働いていたのだが、日々癌患者たちのケアをしていく中で「病院の中でできることには限界がある」という壁にぶちあたっていた。その相談に僕が乗っているうちに「そうだ！　病院の外で生活をみる暮らしの保健室を、元住吉につくろう！」という話になり、及川は病院を退職して、僕と一緒に暮らしの保健室を運営する会社を起業した。

「そんなに簡単に仕事やめていいいんですか？」

と言った僕に、

「私には私の持ち場があるだけよ」

と、及川は言った。

そして、暮らしの保健室を開ける場を探していたとき、元住吉のパン屋さんの口利きで、とあるバーを紹介してもらった。「日中だったら、うちのお店を会場として使ってもらってもいいよ」というバーのオーナーさんの声に甘えて、今に至るというわけだ。

そんな暮らしの保健室で、利用者にコーヒーをふるまい、ときには笑顔で、ときには涙を流しながら利用者の話を聞く及川は、いつしか「わが町の姉さんナース」として、地域の方々にも頼りにされてきていた。

しかし、その及川、今日は少しばかり機嫌が悪い。原因は……僕にあるのだが。

「で、その西先生様は二人に対してどう思っているわけぇ？」

カウンターの向こうから、イライラを隠すことなく飛んでくる言葉に、僕はだんだんと小さくなっていく。吉田ユカとYくんとの面談の様子について、及川に「どう思う？」と相談していたのだが、途中から彼女の表情がどんどん曇っていき、ついには「言わせてもらいますけど」と説教が始まったのだった。

「緩和ケアだけで何とかできると思ってたの？　しかも医者の技術だけで。緩和ケアは万能じゃない、ってわかっているはずじゃない」

「はい、おっしゃる通りで……。ちょっと思い上がってたと思います……」

「Yくんと奥さん、先生の外来の後にここに来たんだよ。なんか困らせちゃったかな……って言ってた。患者に気を使わせてるんじゃないよ」

「はい、おっしゃる通りで……」

及川に頭が上がらないのは、彼女が病院にいるときから変わりがなかった。僕が研修医で病院に来たときには、及川はすでに新人を指導する中堅ナースで、ぼーっとしている僕は何度も及川に怒鳴られたものだ。いや、今も怒鳴られているのだが……。

「Yくん夫妻は何度も保健室に来ているけど、安楽死なんてことを考えているのは初耳だったな。もしかしたら最近考え始めたのかもね。奥さんも相変わらず冷静に話してたし、夫婦の中では結構話し合っているのかもしれない」

ようやく、及川の怒りの火が落ち着いてきたようで、言葉から棘が抜けてきた。

「そ、そうなんだよ。僕も今回初めて聞いたんだ」

及川がコーヒーマグをカウンターに置く。悪態をつきながら淹れてくれたコーヒーはそれでも、春の名残を溶かしたようなやわらかな香りで、一口飲むと心がほどけていく。

「最近、安楽死についての話題が多いからね。気になっている人は結構いるのかもしれないわね」

「うん。でも、Yくんが言っているのは安楽死というよりは尊厳死の話なんじゃないかな、とも思うんだよね」

僕がコーヒーを見つめながらそう言うと、及川はそうか、という顔で頷いた。

「たしかにね。Yくんは、最後に苦しまずに死にたい、って言っているだけで、命を縮めたい、とは言っていないからね。スイスに行きたいとも言っていないし」

「そう。Yくんと吉田ユカさんはちょっと違うんじゃないかなあと思うんだ」

「吉田ユカさんって方は、西先生が安楽死について理解がありそう、って思って受診したんでしょ？　それって、去年のお寺での講演会のことがきっかけなの？」

及川が言っている「お寺での講演会」とは、武蔵小杉にある高願寺で行われた、「安らかで楽な死」を考えるトークイベントのことだ。一年前の夏、蟬の声に囲まれたお寺の建物の中で、僕と、多発性骨髄腫を抱える写真家・幡野広志、そして世界の安楽死の現場に密着し、その詳細を『安楽死を遂げるまで』（小学館）にて日本に紹介したジャーナリスト・宮下洋一の三人で語り合った。

その冒頭で、宮下が「まず確認しておきたいんですけど」と切り出して、聴衆に手をあげてもらったのが「安楽死と尊厳死の違いが判る方」という質問だった。聴衆からはパラパラと手が上がったが、自信をもって答えられそうな方はまばらだった。

「安楽死と尊厳死の違いも日本では認識されていないのではないか、と思うんです。苦しまないで死ぬ＝安楽死と思われていないか」

と宮下は注意を促した。安楽死を望む方の気持ちや生き方は尊重されるべきだ、という一方で、そういった議論の前提となる定義の共有や、社会における文化の醸成も不十分な中で、海外の事例を真似して安楽死法案を立てていくのは時期尚早だ、というのが宮下の意見だった。

日本において「安楽死」という言葉を使うとき、それは主に「積極的安楽死」と「医師による自殺幇助」の二つを指す。

積極的安楽死は、注射薬などを用いて、医師が直接命を縮める方法。それに対し、「医師による自殺幇助」は、医師は致死薬を処方するのみで、実際にその薬を使用するのは患者本人、という方法だ。

一方で「尊厳死」は「治療の差し控えと中止」や「消極的安楽死」とも呼ばれるが、いうなれば自然死と同義の言葉である。延命効果がそれほど望めない上に苦痛が強い治療を行うことを、本人の意思に基づいて差し控えることだ。

本人が望まない治療を行わず、苦しくない治療を……それこそがYくんが求めているものじゃないのかな……と思う。

「そうだよねえ。でも、吉田さんの求めているものは本当に安楽死なんだろうね。幡野さんがお寺でおっしゃっていたことに似ている」

と、及川が言った。及川もあの時、聴衆としてお寺に来ていたのだ。

幡野はそのお寺で、「自分もスイスのライフサークルで安楽死ができるように登録している。自分はこれからそれを受ける立場」と自己紹介をした。そして、患者という立場から語っていた。たとえば、

「患者の目指すゴールと、家族や医療者が目指しているゴールがかみ合わないことがある。その時に、患者が自分の意志を通すために、ひとつの生き方や死に方の選択肢としての安楽死というカードを持っていたい。選択肢は多いほどいいんです。

それに、安楽死というカードがあることで自殺を予防しうる。そしてその自殺の予防は、家族へ『悲惨な死』を味わわせないことにつながると思うんです」

「自分としては、最後の一、二週間の苦痛がとれるかどうか、ということよりも、体が動かなくなってくる一、二か月くらい前からそろそろ……というニーズがあります」

「身体的な苦痛よりも精神的な苦痛が大きく、癌患者にしかわからない絶望がある。これまでいかに癌患者の気持ちが共有されてこなかったかが問題です。一方で、医療者も死に向き合えていない。患者側としては、自分が死に向き合っている時に『生きろ、治そう』と言っ

てくる医療者と会話するのは苦痛でしかないですよね」

　という主張をしていた。


「あの当時、僕は『家族が治療の継続を望んだ場合、医療者はその意志を無視することはできませんよね』と幡野さんに聞かれて、うまく答えることができなかったんだ。だけど、あれから僕もいろいろと勉強した。ずーっと安楽死について考えてきて、自分がするべきことについての考えもだいぶ固まってきた。だから今なら、きっとうまく答えられると思うんだ」

「そう思っているんだったら、吉田さんにもYくんにも、もっとうまく答えられたんじゃないですかねえ……」

　やばい、また雲行きが怪しくなってきた。

　僕はコーヒーを啜りながらそっと窓の向こうに目を移す。外もいつの間にか日が翳り、音もなく弱く、舞うような雨が降り始めていた。

　前にもこんな雨が降っていたことがあったな。こういう雨のことを何て言うのだったろうか、と僕は考えていた。

看護という力

初めて出会ったときの及川は、落ち着いた笑顔でテキパキと仕事をこなし、面倒見がいいお姉さんという印象だった。でも、何度も一緒に仕事をしていく中で、彼女が実は熱い火のような激情を心に宿し、患者のためならその身を削ることも厭わない看護師だと知った。

それがよくわかったのは、ある三〇代の患者を彼女が担当した時のことだった。その患者は二年前、都内の大きな病院で大腸癌の手術を受けた男性で、今回は腹痛を主訴にうちの病院に入院していた。

いや「今回は」というより、これまで同じ症状で何度も入退院を繰り返していた、というほうが正しい。彼は二年前、手術で癌そのものは取り除けたのだけれど、その後に傷が開いてお腹の中に膿がたまってしまった。そして処置によって膿も消え、無事に退院……となったのだが、その一か月後、夜間にお腹の激痛に襲われ、救急車で病院に逆戻りしてきた。

医師たちは再度精密検査を行い、痛みの原因を調べたけれども特に異常は見当たらず、痛み止めの点滴をして翌日には退院になった。しかしその数日後、また同じような激痛で救急搬送。その時は二週間ほど入院して、痛み止めの調整を行ったという。

しかし、やはり退院して一か月ほどで痛みの発作に襲われてまた病院に戻ってくる。精密

検査をする、異常なし、退院、そしてまた救急搬送……ということを繰り返してきた。しまいには担当の医師も、

「あれはね、プシコなんだよ」

と言って匙を投げた。「プシコ」というのは僕ら医療者が、身体的には異常がないが精神に異常がある、ということを指す隠語だ。そしてそれは、けっしていい意味で使われる言葉ではない。

痛みの発作が良くならない、ということで長期に入院となっていた彼は、

「うちの病院には、異常がない人を置いておけるほどベッドの余裕はない」

という病院側の判断により、

「地元に帰りなさい」

と告げられたため、当院へ転院となってきた人だった。

「痛みが主訴だから」という理由で、緩和ケア科が担当することになった。僕は担当医にならなかったので、カンファレンスや回診などで時折彼の姿を見るだけだったが、大病院からやっかいな患者を押し付けられる形になった当時の同僚は、

「だってもう検査とかやりつくしているし、できることないよね」

と半ば諦めたかのようで、患者をベッドに寝かせているだけになった。

彼の「発作」は予想以上に激烈だった。

一日に何度か、ベッド上でのたうち回り、廊下にまで響くほどの大声で彼は叫んでいた。看護師が痛み止めを持っていって投与するのだが、まったく効果がない。しかし、それが一時間ほど続くとぱったりと叫び声は止む。痛みもほぼゼロになるようで、三食とも彼はモリモリ食べていた。

しかしまた発作が始まると、ベッド柵を渾身の力で握り、時にガタガタとゆすりながら痛みをこらえる。ベッド柵が大きくしなるほど硬直しながら耐える彼の姿をみて、病棟の看護師長が言ったのは、

「ベッド柵、壊されるんじゃないかしらね」

という間の抜けた一言だった。


及川はそんな彼の担当になった。

最初は及川も面食らったという。主治医に、もっと強い鎮痛剤を、と依頼したりもしたが、医療としてできることはほとんどなかった。すると及川は、次第に彼のベッドサイドに座るようになった。発作がおきるたび、何をするでもなく、ただ座って手を握るだけ。お腹を押さえながら狂ったようにベッド上で転がる彼の横で、ずっと座り続けていた。

「及川さんは、彼に何をしようとしているんですか？」

難しい顔をしながらナースステーションで考えこんでいた及川に、好奇心にかられて僕は聞いてみた。すると及川は、

「ただそこから逃げてはいけないと思って座り続けているの。彼の苦しみはどんなものなのだろう、って自分も体験しようと思って」

と言った。彼が感じている心象世界に自分を重ね合わせることで、その苦しみを追体験し、そこからケアの方向性をはかろうとしていた。それは確かに、彼の心を深く知るためには有効かもしれない。でも一方で、彼の痛みにシンクロする及川自身の心も、一緒に傷ついてしまう諸刃の方法でもある。僕は、及川が淡々と語るのを聞きながら、背筋がぞっとする感覚を覚えた。

「及川さん、それは危ないですよ。あなたの心が先におかしくなってしまう」

と心配して言った僕を及川は睨み、

「そこまでしないと彼の心の深いところには届かない。先生たち医者と、私たち看護師は違うんです」

と、きっぱりと言い放った。僕はかっとなって、

「本当に心配しているんですよ。患者さんの心理に、そんなに深く同調して潜り込むなんて無謀です」

と、強い口調で言ったが、及川は唇を震わせながら、

「じゃあ他に何か方法でもあるんですか？　私なら大丈夫です。お構いなく」

と言ってナースステーションを出ていってしまった。

そしてそれからも僕の忠告を無視して、及川は彼の傍に座り続けた。ときには、別の患者を担当している日も、彼が「及川さんを呼んでください」と言えば、彼女は彼の手を握って座った。

すると次第に、彼の発作の間隔が延びるようになっていった。そして実は彼の中に、実の両親への依存や確執があること、癌になって仕事もクビになり、精神的に追い詰められていたこと、病院にしか居場所がなかったことなどを彼は及川に話し始めた。それを聞いた主治医は、

「ほらやっぱりウソの病気だったんだ」

とうそぶいたが、及川は、

「彼はね、本当に痛かったんだと思う。でも誰も、彼が痛いことを信じてあげなかった。だから彼はずっと痛いままでいるしかなかったんじゃないかな」

と言った。及川は彼の両親とも面談し、どうやって彼の生活を立て直しながら、親への依存状態を解消するかというところを話し合い、さまざまな支援体制を整えて退院までもっていった。彼は退院後、痛みはゼロにはならなかったけど、症状と折り合いをつけながら生活

に戻っていくことができ、そして二度と入院することはなかった。

その後しばらく及川は、彼の苦痛に自らをシンクロさせたことへの揺り返しから、体調を崩してしまった。「だから危ないって言ったのに」と、あの時の忠告は間違ってなかったと僕は今でも思っているけど、及川がいなかったらその患者がいまだに苦しんでいたかもしれないことも事実だった。

僕は及川に出会って、初めて「看護」というものの力を見た。それまで「看護師は医師のお手伝い」のように思っていた自分を恥じた。

死の色と雨

そんな及川と、雨の話をしたことがある。

「知らないわよ、雨の名前なんて」

と、そのとき彼女は僕に言った。

及川が緩和ケア病棟を担当するようになって、一緒に働く機会が増えた。緩和ケア病棟では毎日のように入院があり、そしてその同じ数だけ退院があった。

ある日、「抗癌剤治療の相談をお願いします」と言って、僕の外来にきた患者は六〇代の男性だった。僕は緩和ケア病棟を担当する一方で、外来では抗癌剤治療も行っていたから、僕の外来には「抗癌剤治療をお願いします」という患者もよく紹介されてきた。

しかし、その方が診察室のドアを開けた瞬間に「あ、ダメだ」と一目でわかった。そもそも、立つことができない。車いすの背にもたれるように座るその人の瞳は黄色く濁り、もうすでに肝不全の兆候である黄疸が出ていた。

彼は、長年の単身赴任先だった九州で体調を崩したという。もうすぐ定年退職で、愛する家族が待つ神奈川に戻れるかという、その矢先に。手術は九州の病院で受けたが、すぐに再発。「東京の大きな病院で治療した方がいい」と、一か月後に紹介状をもって都内の病院へ行ったが「もっと地元で治療しなさい」と言われて、さらにまた一か月後、神奈川県内の大病院へ紹介されたという。

ただ、再発がわかってから二か月、病院を転々としている間に病状が進行。前医から当院への紹介状には、もう痛みも強く、食事もとれない状態になっており、抗癌剤治療は難しかったと書かれていた。それなのに、本人は「ここで抗癌剤治療を受けたい」と言って受診している……。僕は訝しんで、

「前に担当していた先生からはどんな説明を受けていますか?」

とうかがったところ、

「担当した先生からは、『抗癌剤もいいけど、緩和ケアもしっかり受けないと。でもうちの

病院には緩和ケアがないから。あなたの住んでいるところだったら、近くに西先生というのがいる。そこだったら抗癌剤か緩和ケアか、どちらか選んでくれるよ』と言われて来ました」

と彼は話した。

――うちの病院には緩和ケアがないから？　そんなはずはない。あれだけの大規模病院で緩和ケア医がいないはずはないのだ。それを言うなら「緩和ケアに専念している患者に提供できる入院ベッドはないから」と言いたいだけだろう。

そして、自ら「抗癌剤治療は難しい」とはかわいそうで言えないから、「あそこの病院なら抗癌剤治療も相談できるよ」という言葉で体よく追い出したのだろう。僕は怒りを抑えながら、大きく息を吸ってゆっくりと、

「僕は、今の状態で抗癌剤はしないほうがいいと思っています。それだけ体力が落ちているところに抗癌剤をしたら、むしろ寿命が縮むリスクが高い。それなら緩和ケアに専念をして、症状を和らげて体力を温存する治療をすることで、寿命を延ばすことを考えたいのですが」

と言うと、彼はどことなくホッとした表情を見せて「わかりました、それでお願いします」と応えた。

「それで、今後の方針ですが、今の状態なら僕は今日このまま入院でもいいと思います」

と伝えると、彼は涙ぐんで

「入院……させてもらえるんですか。ありがとうございます……」

と言い、深々と礼をした。

よくよく話を聞くと、彼は東京の病院にかかったときからすでに、相当に体調が悪かったのだそうだ。そのときにも入院をお願いしたが、「うちは治療しない人を入れとく病院ではないから」と断られたという。そして前の病院でも「まだ抗癌剤の目がある」とか「うちには緩和ケアがない」とかで断られたと。

この男性も六十余年、たしかに歩んできた人生があったのだ。自慢するほどのことがなかったとしても誇り高い人生だったのではと想像する。その男が、自分の半分程度しか生きていない医師たちに、頭を垂れて「入院をお願いします」と懇願しないとならない……。小さな背中を震わせる彼、そしてそれを見下ろしている自分の佇まいが、悲しかった。

医者ってなんなのだろう。

神さまか何かなのか？


彼はその日のうちに緩和ケア病棟に入院となり、

「ようやく入院できて、安心しました」

と言ってまた涙ぐんだ。担当の看護師は及川。彼女はいつものように、ベッドサイドの椅子に座って患者と話をしていた。

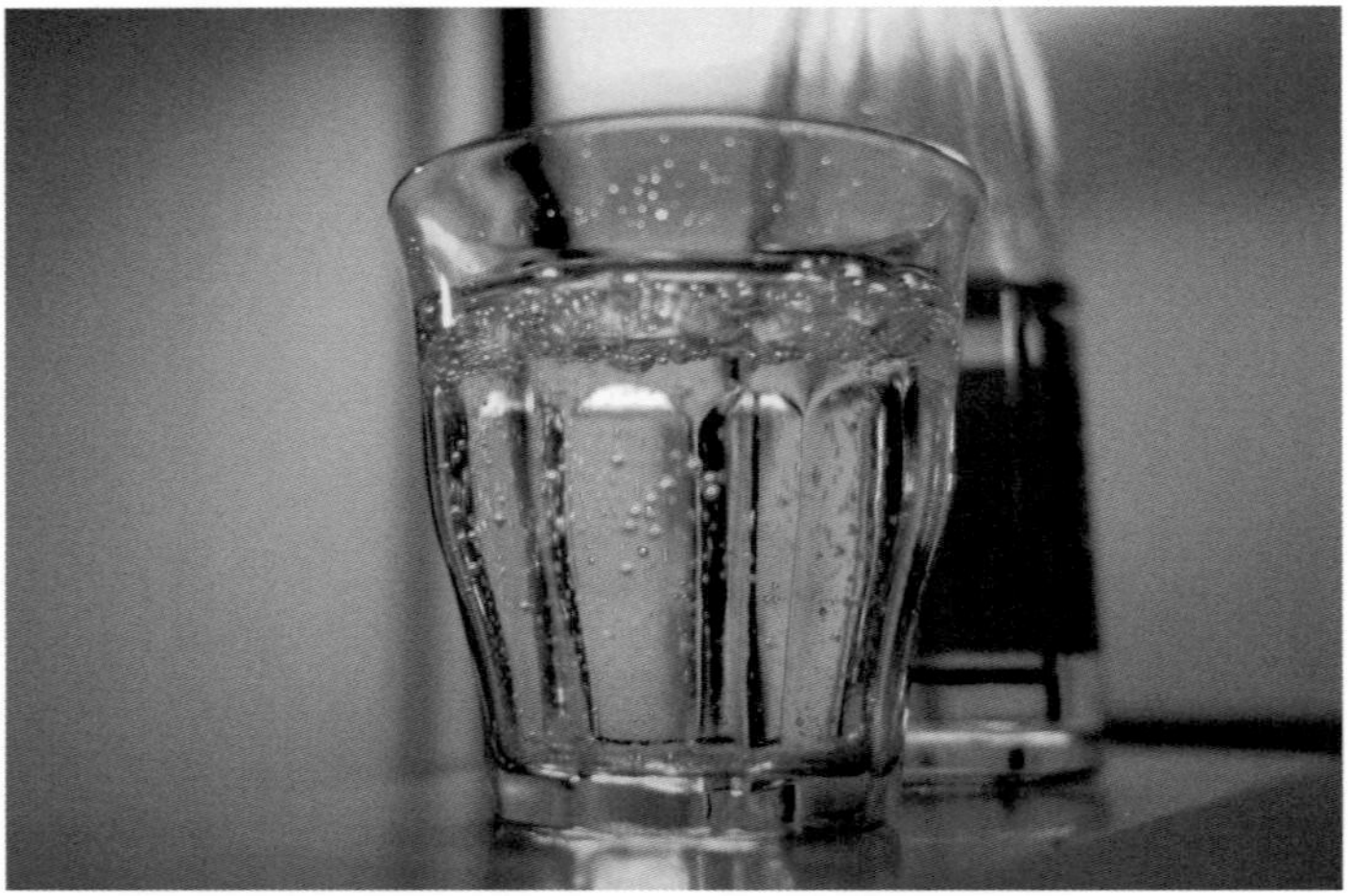

ある日回診に行くと、ベッドサイドテーブルにサイダーの瓶とコップが置いてあった。

「サイダー、お好きなのですか？」

と僕が尋ねると、彼はチラッと瓶を見て、

「うん、のどがね、スッキリするんです。シュワシュワしてさ。及川さんが勧めてくれたんですよ」

といって微笑んだ。彼は入院してから、食べ物は何も口にできなかったけど、冷えたサイダーだけは好んで少しずつ飲んでいた。

「サイダーって子供の頃によく飲みましたよね。懐かしい。それにほら、泡を見ていると飽きない」

そう言って、彼が指さしたコップの中は、細かな泡が天に向かって降り、やわらかな陽の光を浴びてきらきらと輝いていた。

彼は一週間後の朝に逝った。

家族は「早すぎる」と言って、声をあげて泣いていた。看護師たちが家族をなだめている間に、葬儀社さんが病室に棺を運び入れ、彼を運び出していく。僕と及川は、緩和ケア病棟の玄関で、彼の棺が霊柩車に納められていくのをじっと見ていた。車の向こうに見える森には、やさしく雨が降り注いでいる。その音もなく細かに降る雨は、先日彼の部屋で見たサイダーの泡にも似て、僕が生まれた北海道ではあまり見ない雨だった。

去っていく車に深々とお辞儀をして向き直り、僕はしばらくその雨を見ていた。ふと、この雨の名前が知りたいな、と思い、傍らにいた及川に、

「及川さん、この雨ってなんていう名前の雨ですかね」

と尋ねた。すると及川はきっ、と僕を睨み、

「知らないわよ、雨の名前なんて」

と言ったかと思うと、すっと踵を返して病棟に帰っていった。

今日の雨は、あの時の雨に似ている。無言でコーヒーを飲みながら、窓の向こうにさあっと降る雨を眺めていると、及川も外に視線をやり
「そういえばね、先生わかったよ。あの時の雨はね」

と不意に口に出した。そして、

「涙雨、って言うんだって。ああいう悲しいときに降る雨はね」

と、不機嫌そうに言った。それは僕が聞きたかった「雨の名前」ではなかったのだけど、

「そうなんですね。覚えていてくれて、ありがとうございます」

と返した。

「できればあんな雨は見たくないね。Yくんのときも、その吉田ユカさんのときも」

そうだね、と言って、僕はコーヒーを飲みほした。

吉田ユカとの二回目の面談は一か月後。彼女に会うまでに、勉強しておかないとならないことが山のようにある。

4

スイスに行けない

宿題になっていた、吉田ユカの病名「**複雑性PTSD**」。初診の時に紹介状に書かれていたものの、どんな症状や病態なのかわからなかったのだった。PTSDなら知っている。日本語では「心的外傷後ストレス障害」と呼ばれ、一九九五年に発生した神戸の大震災のあとに大きな問題となったものだ。その定義は、国際疾病分類であるICD-一一によると、

非常に脅迫的または恐ろしいイベントの暴露後に発症する可能性のある精神的障害。主に、

①鮮明な記憶の再現、フラッシュバック、悪夢などによる外傷的イベントの再体験
②イベントについての思考や記憶の回避
③周囲への過度な警戒や様々な刺激に対する驚嘆反応

といった症状が少なくとも数週間続き、社会活動に障害を引き起こす。

とされている。それに対し、複雑性PTSDというのは、ICD-一一が二〇一八年六月

に改訂された際に新たに記載された新しい概念であり、その定義は、
逃げ出すことが困難な状況における長期的・反復的な心的外傷、例えば拷問や奴隷体験、ジェノサイド、そして長期にわたる家庭内暴力や幼少期の身体的・性的虐待などによるPTSD。PTSDの診断基準を満たすことに加え、
①感情制御の問題
②トラウマに関連する恥・罪悪感などの感情を伴う、自身への無価値観
③他者との関係性の維持や親しくなることの困難
を伴う。

とされている。つまり、ユカは長年にわたる身体的・精神的虐待の経験によって複雑性PTSDとなったということだ。

複雑性PTSDの症状のひとつとして「**解離**」と呼ばれるものがあることが目に留まった。解離とは、心理的に苦痛なことから逃れようとするあまりに、つらかった過去のことの記憶が抜け落ちたり、時系列がバラバラになったり、まるで他人事のようにそれを話したりするようになる症状だという。

虐待といったトラウマ体験の記憶についても、本人の中でストーリーの文脈が分断されて

いて、時間がつながっていかないことがある。一個一個のことは覚えているが、あたかも時間軸を無秩序に並べられたインスタグラムの写真みたいな状態なのだという。

また、細部は覚えていても、全体のバックグラウンドとか、文脈というものがわからない。記憶の抜け落ちもあるので、人生史みたいな年表を書いてみて、というと、書けない。小学校のところがごっそり抜けるといったことも実際にはあるという。たしかに、初診の時の彼女の話し方を振り返ると、それに当てはまるものがあるような気がした。

そして「自分自身や、周囲の人、そして社会全体に対する信頼が損なわれる」という記載もあった。彼女が抱える医療トラウマも、それに起因するものが少なからずあったのかもしれない。

他の人であれば、それほど気にしない、もしくは忘れてしまうような出来事だとしても、彼女の場合はそれによって一気にその世界が信じられなくなる。そんな傷をたくさんに抱えながら、彼女はこれまで生きてきたのかもしれない。

そして迎えた二回目の外来日。

診察室に現れた吉田ユカは元気だった。

前回の外来では固かった笑顔も少しゆるみ、むしろ前回よりも体調が良さそうに見えた。

「お変わりはないですか?」

「ええ、体調はそれなりに」

「それは良かったです」

「ただ、ちょっと残念なことがあって」

と、ユカは少し翳った表情をみせた。

「実は、スイスのライフサークルに受け入れを断られてしまったんです」

「えっ」

僕は心底驚いた。宮下洋一の本を読む限り、ユカの状況でライフサークルが受け入れを拒否するとは思えなかったからだ。

「どうして、ダメと言われたのですか?」

「精神科の受診歴があるから、受け入れが難しい……と言われてしまって。あと、ライフサークルのエリカ・プライシック先生が裁判を抱えているみたいで。それの忙しさもあって、今は受け入れできないとのことでした。スイスにもうひとつある自殺幇助団体・ディグニタスに再度申し込むという手もあるけど、ディグニタスはライフサークルよりも審査が厳しいかららもっと難しいと」

たしかに、精神疾患の患者に対する安楽死の是非というのは議論があるところだ。

しかし、ユカは精神科受診歴が過去にあったというだけで、今回のエントリーの理由は癌によるもの。精神疾患による安楽死を望んでいるわけではない。

「まあ、仕方がないです。なので、先生これからよろしくお願いします」

そうか。スイスでの安楽死の道が絶たれたということは、ユカが考えていたもう一つの道、つまりは**「日本で緩和ケアを受けて、歩けなくなったら持続的な深い鎮静を受けて最期を迎える」**という希望を通したいということだ。

僕はまた考え込んでしまった。

「歩けなくなったら、持続的な深い鎮静で死までの眠りにつきたい」ということが、いまの医療界では容易に受け入れられない希望だからだ。

これは、「精神疾患患者に対する安楽死」と同様に、世界的にも賛否分かれる議論のテーマのひとつなのである。先にも述べたように、持続的な深い鎮静とは、終末期で余命が短いとき、患者に耐え難い苦痛があり、あらゆる方法を使ってもその苦痛が緩和されない場合に、鎮静薬を使って目が覚めないように眠らせてしまうという方法だ。

そしてこの時の「**耐え難い苦痛**」は主に身体的な苦痛のことが想定されていて、たとえば痛みがまったく取れないとか、息が苦しくて身の置き所がないといった症状があるときなのである。ユカが言う「歩けなくなったら」というのは、「自分で動けなければ生きている価値がない」とか「人間として尊厳が保たれない」ということ、つまりは自律性が喪われることによるこころの苦痛だ（専門的にはスピリチュアルな苦痛などという）。

そして世界一般的に、この**スピリチュアルな苦痛**によって持続的な深い鎮静を施すのは、医療倫理的には避けるべきであるとされることが多い。

鎮静というのは、患者の生活を奪う行為だ。

眠りによって、食べることも、動くことも、会話することをも奪う。

身体的な苦痛があり、それを和らげる手段が他にないなら、その緩和と引き換えに生活を奪うことは許容されるかもしれない。それに、そういった状況の時にはすでに、食べることも、動くことも、会話することも十分にできなくなっていることも多い。これ以上、苦痛のある状態を長引かせても、できることはほとんどなく、だったらその最期の数日間を眠って過ごすというのは妥当、というのが鎮静の基本的な考え方なのである。

医療者が積極的に鎮静をかけたいと思うことは少なく、他に手段がないために仕方がなくそれを選択しているという面が大きい。だから、仮に歩けなくなったとして、それで本人にとって尊厳が保たれない、という訴えがあったとしても、食べることも、話すこともでき、生活ができているとしたら、それを人為的に奪ってしまう鎮静に、医療者は躊躇してしまうのだ。

そう、それはまるで**安楽死の代替行為**を為しているのではないかという恐怖が、僕らを襲うのである。

僕が研修医だったころ、吉田ユカと似たような状況の患者を担当したことがある。その患者も若い女性だった――ここでは仮にAさんとしよう。Aさんは、癌によって腸が押しつぶされてしまい、食事がとれずに吐いてしまう、という症状で入院してきた。つまりは腸閉塞という状況である。

一般的には、腸閉塞による嘔吐がある時には、鼻から管を入れて胃や腸の中の液を外に出すことで症状が楽になることが多い。癌が腸の一部分にとどまっているだけで、まだ十分に寿命が残っていそうと予測される場合には、その管を入れたまま、高カロリーの点滴を体に入れ続ける処置を施すことで、自宅に退院していく方も少なくない。

しかし、Aさんはその管を入れることを拒否した。自分にとっては、管を入れられることのほうが苦痛で仕方がない、それは症状的にも見た目的にも、というのが理由だった。Aさんは最近まで、モデルとして活躍していた方。病床にいながらもうっすらと化粧をし、ベッドの周囲も趣味の高いもので飾られていた。だから彼女が、

「鼻から管を出しながら、医療者といえども多くの人の目にさらされて生きていくのは耐えられない」

と語ったとき、それもわかる気がする、と僕は思った。

彼女の希望にできるだけ添いながら、腸液を減らす注射のみを行い、症状をなんとかコン

トロールしていたある日、Aさんは僕に、

「もう、眠らせてください」

と告げた。あまりにも突然のことに僕は驚き、

「どうしてですか。症状もそれなりにコントロールされているし、動けるし、会話もできるのに」

「先生、コントロールされているとおっしゃいますけど、私は毎日苦痛ですよ。昼も夜も、ずっと吐き気が続くんです。薬ももう効きません。たしかに先生がこれまで見てきた患者さんに比べれば、それほどの苦痛には見えないのかもしれない。でも、これからの時間、ずっとこの苦痛を味わわないとならないとしたら、そこに希望はありますか？」

涙をうっすら浮かべながらの問いに、僕は何も答えることができなかった。

「もう残されている時間も長くないと思います。だから、もう眠らせてほしい。今日にでも」

隣で座っていたAさんの夫も、強く頷いて、

「先生、彼女の願いなんです。何とかしてください」

と頼んできた。

僕は、Aさん夫妻の訴えをじっと聞いていたが、次第にその思いはもっともだろうと感じられるようになってきた。僕は彼女を二四時間診ているわけじゃない。今、目の前では会話

ができる彼女も、僕に見えないところでは筆舌に尽くしがたい苦痛を感じているということなのだろう。そして、その苦痛を取る方法は鎮静で眠らせることしかないのだ。

「わかりました。鎮静を行うことを検討してみましょう。ただ、僕の一存では決められないので、病棟とも相談させてください」

と告げて、病室を後にした。そして病棟の看護師たちに「Aさんに鎮静を行いたい」と相談した。しかし、彼女たちの答えは、

「この病棟では鎮静なんてことはできません。鎮静するなら緩和ケア病棟に連れていってください」

というものだった。

一〇年前、まだ鎮静が医療者の中でもそれほど一般的に知られていない時代のことだ。鎮静という行為に抵抗を感じる医療者が多くても当然の時代だった。

それでも僕は、「この病棟に面倒ごとを持ち込まないでほしい」と言わんばかりの看護師たちの態度に強く憤りを覚えた。が、「ここでは鎮静に協力しません」と看護師に言われてしまうと医師は何もできない。

仕方なく、Aさん夫妻に事情を説明し、緩和ケア病棟に移ってもらったところで鎮静を始めましょう、という手はずを整えた。

しかし、転棟したその緩和ケア病棟でも、僕は思わぬ抵抗にあった。

「Aさんにはまだ、耐え難い苦痛があるとはいえない」

という、他の医師や看護師からの評価だった。

「会話もできるし、トイレも自分でできるし。ほら、テレビを見たり、スープを飲んだりと生活を楽しめているじゃないか。眠らせるには時期尚早じゃないかな。まだできることがあるだろう」

「どうして鼻から管を入れないんだ。ちゃんと説得はしたのか？」

「Aさんは、病気のせいでうつになっているんじゃないかな。精神科医にコンサルトはしたのか？　抗うつ薬は？　臨床心理士に話を聞いてもらったら、眠りたいなんて気持ちもなくなるかもしれない。まずはそういうことをやってみないと」

僕はそれらの意見を聞きながら、拳を震わせていた。

気が遠くなりそうだった。どう考えても、それがAさんのためになる意見とは思えなかったから。僕は、

「皆さんはそうおっしゃいますけど、テレビやスープは彼女にとってプラスになっているわけじゃないと思うんです。それがあるから『人生、楽しいでしょう』ってなると思えない……。それに、彼女はうつ病ではないと僕は思います。今から抗うつ薬や心理療法をやったとして、彼女の考えがガラッと変わるとは思えない。それは彼女に、『効くかどうかわから

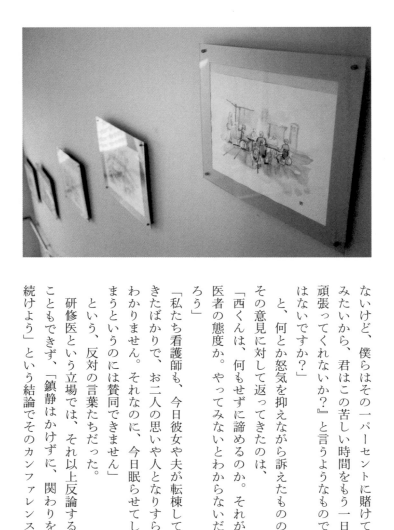

ないけど、僕らはその一パーセントに賭けてみたいから、君はこの苦しい時間をもう一日頑張ってくれないか？』と言うようなものではないですか？」

と、何とか怒気を抑えながら訴えたものの、その意見に対して返ってきたのは、

「西くんは、何もせずに諦めるのか。それが医者の態度か。やってみないとわからないだろう」

「私たち看護師も、今日彼女や夫が転棟してきたばかりで、お二人の思いや人となりすらわかりません。それなのに、今日眠らせてしまうというのには賛同できません」

という、反対の言葉たちだった。

研修医という立場では、それ以上反論することもできず、「鎮静はかけずに、関わりを続けよう」という結論でそのカンファレンス

は終わった。

僕はこの結果をAさん夫妻に伝えないとならない。緩和ケア病棟にさえ行けば、眠らせてもらえると期待して待っているAさん夫妻に。虚しさと悲しみを抱えて、足取りも重く、僕はAさんの病室を訪れた。

「先生、お待ちしていました。それで、いつから鎮静を始められるんですか？」

と聞いてくるAさん夫妻の視線が痛い。

僕は無言でベッドサイドの椅子に腰かけ、申し訳ないと呟いてから先ほどのカンファレンスで出された結論とその経緯について、説明し始めた。期待に紅潮していたAさんの頰が、次第に青くなり、そしてまた紅くなっていくのを僕は見た。

「先生、話が違うじゃないですか。この病棟に移動さえしてくれれば、眠らせてくれるって約束しましたよね」

「こんな不誠実な病院だとは思いませんでした。わかりました、もういいです。私たちは他の病院を探します。こんなところにもういられません。出ていきますから手続きをしてください！」

Aさんも夫も、怒りを露わにし、転院のための荷造りを始める始末。

「ちょ、ちょっと待ってください。もう一度、スタッフに掛け合ってみますから、出ていくというのはやめませんか」

と、僕が慌てて言うと、二人は少し落ち着きを取り戻した。そして改めてスタッフたちにAさんの意向を伝えたところ、スタッフもにわかに、

「出ていかれるのはマズいな」

と焦りだし、揚げ物をひっくり返すようにあっさりと意見が覆った。そして鎮静をかけて数日後、さらさらと雨が降る夜にAさんは永眠された。夫は、

「妻の思いをかなえてくれてありがとうございました」

と満足そうに帰っていったが、僕らの気持ちにはスッキリしないものが残った。


そうか、あれも涙雨だったんだな……と、今更ながらに僕は思った。


あれから一〇年がたち、当時のスタッフもほとんどが異動した。そして僕も当時のことを気に病まなくなったあの日、ユカに会った初診の日、雨に濡れた記憶が呼び起こされた。いま、目の前にいるユカの姿がAさんと重なる。

「自力でトイレに行けなくなったら眠らせてほしい」と言ったユカ。おそらく彼女が鎮静を希望した時、Aさんと同じことが起きることだろう。もともと医療トラウマを抱える彼女に対し「あなたの状況は、鎮静をかけるほどの耐え難い苦痛とはいえない」という言葉はつら

すぎる。

どうしたら僕は、同じ轍を踏まずに済むのだろう……。

「そういえば、先生が書かれた本、読みましたよ」

ユカは唐突に、カバンから本を取り出しながら言った。

「あっ、ありがとうございます」

僕が書いた本、というのはこの六月に刊行されたばかりの『がんを抱えて、自分らしく生きたい』（ＰＨＰ研究所）のことだ。

「今読むには最適な本でした。先を歩んだ方々の声がたくさん載っていて……。少し前向きな気持ちになれそうな気がしています。西先生が昨年お寺で対談した記事も拝見しました。幡野さんと宮下さんの本も買っていて。実は幡野さんには来月、写真を撮ってもらうことにしているんです」

へえっ、と僕はまた驚かされた。不思議なところで人がつながるものだ。

「楽しみにしているんです」

と、ユカは笑いながら言った。

「幡野さんは面白い方ですよ。きっとユカさんと話が合うと思います。じゃあ、次回お会いしたときには幡野さんとどんな話をしたのか教えてくださいね」

と、次の外来予約を取ろうとしたとき、ユカが「ちょっと……」と呟いて、

「実は、時々吐くようになってきているんです。主治医の先生からは、癌が大きくなって腸の流れが悪くなってきてるんだろう、って。抗癌剤もそろそろおしまいですね。それで、その時に余命のことも聞いたんですね。そしたら『数か月だろう』って言われたんですよ。正直、驚きましたよね」

「……それはそうですよね。でも、医師が告げる余命って当たらないことが多くて、それよりも長くなることもありますからね」

と僕が言うと、ユカはきょとんとした顔をして、

「いいえ、逆ですよ。私は、もう早くゴールにしたいという気持ちがあります。数か月も長引きたくない。先生、もし私がこのまま食べられなくなったとしても生命維持のための点滴は希望しませんので」

——ああ、また失敗したなあと思いながら、その日の外来も終わったのだった。

5

安楽死に対峙する、緩和ケアへの信頼と不信

——幡野広志と会う

「幡野さんの病状は最近どうなのですか？」

今日もある人から尋ねられた。

「幡野さんはいまどうしていますか？」と聞かれることもある。知っているはずがない。だから僕は、彼の担当医じゃないんだっつーの……。と思いながらカレンダーを繰ると、最後に会ったのは二か月前。そしてさらにその二か月前にも会っている。そして今月はもう三回も会う予定が入っている。なんだ、たしかに外来の患者さんと同じくらいのペースで会ってるんじゃないか、と独りごちて、笑った。

「まあ、元気なんじゃないんですか。ＳＮＳで見ている限りは」

と適当に答え、今日、私はその幡野に会いに行く。

前回の外来で吉田ユカから、幡野と宮下の名前が出てからずっと考えていたこと。

それは高願寺で「安らかで楽な死」のトークイベントをして以来、僕らが一年間かけてどのような思想の旅を歩んだのかということを、もう一度確認しておく必要があるということだ。僕はいまだ、吉田ユカやYくんの思いに向き合えていない。安楽死を望む、いや正確には望んでいた患者の主治医として、僕には何が足りなくてこれから何を考えていかなければならないのか、ということを彼らに会って整理したかった。

幡野広志は、写真家であり、癌の患者でもある。

二〇一八年の初めころから安楽死についての発信を始め、そして自らもいずれはスイスで安楽死を、と望んでいる。そして彼もまた、吉田ユカから撮影の依頼を受けて、彼女に会った一人だった。

僕は幡野に、暮らしの保健室に来てもらうことにした。及川が帰った後、僕は幡野を待った。夜はまだ少し肌寒い。誰もいなくなった薄暗い保健室で僕は、何度も会っているはずなのに少し緊張していた。インタビューするなんてことが滅多にないからかもしれない。

待ち合わせの五分前。幡野は、エキゾチックな黄色のストールを首に巻き、最近買ったというライカのカメラを首から下げて現れた。幡野はこの一年で随分と多忙になったように傍からは見える。二〇一八年一月に、彼から初めてのメッセージが来たときは、「来週お会いしましょう」なんて言って、すぐにスケジュールが押さえられたのが、今では数か月前から予定を合わせないとならなくなった。まあ、それはお互いさまというところもあるが。

「お忙しいところ、お時間作ってもらってありがとうございます」

と言って、椅子をすすめると彼はライカをテーブルにゴトリと置いて、

「いや、大丈夫ですよ」

と言いながら座った。


これまで幡野とは、高願寺で安楽死について意見を交換して以降も、何度も会ってお互いの考えを披瀝し合ってきた。僕は、医師、そして安楽死には慎重な立場として、そして幡野は患者、そして安楽死には賛成の立場として。

そんな全然違う立ち位置にいるにもかかわらず、僕らはお互いを批判し合うようなこともほとんどなく、対談のたびにお互いの哲学をすり合わせて、まったく新しい視点を見つけてきた。今回もまた、安楽死について新しい切り口を見いだせないかという思いが僕にはあった。

まず僕は、安楽死についてずっと考えてきたことについて、幡野にぶつけてみようと考えた。

「僕がこれまで幡野さんと議論してきたり、幡野さんが他の方と議論しているのを見ていて考えていたことがあるんですけど。安楽死がいいとか悪いとかっていう議論はもうあまり意味がないと思っているんです」

というところから話を始めた。

安楽死について議論すると、どうしても「賛成派か」「反対派か」という旗を掲げて論陣を張るというのがこれまでは一般的だったが、その議論の内容を見ていて、反対派と賛成派の主張がまったくかみ合わないことがいつも気になっていた。

反対派の主張は賛成派の言うことに対し社会のリスクを盾に譲歩することをしないし、賛成派は反対派の主張に「あなたはそう思うかもしれないけど、私はそう思わない」という形で、その同調圧力を拒む。まったく建設的な議論にならず、司会は「まあ、今回もいろいろな立場からさまざまな意見が出ましたね、今夜もよい議論でした！」と、まとまってないのに勝手にまとまったことにする。だとしたら、そんな議論は根本から時間の無駄で、もっと未来に資する議論にした方がいいと思ったのだ。

「それは、僕もそう思いますね。賛成とか反対の議論は意味がない」

「幡野さんもそう思いますか。僕は、安楽死制度をどう作っていくのかという前提で、議論を組み立てていくほうが意味があると思うんです。そのうえで、どういう制度設計にしていくのか、どこに社会的不備があり、それはこうやって改善すべきだ、とかの議論をしていくべきではないかなと」

そしてひと呼吸おき、幡野さんの目を見ながら僕は、言葉を継いだ。

「ただ、僕は医者なので、安楽死制度ができたとしても、それを使いたいと思う人が一人でも少なくなる方法を考えたいと思っているんです。これについては幡野さんどう思いますか」

そう、これが僕がこの数か月ずっと考えてきたことの結論だった。

安楽死について賛成・反対、という議論から僕は降りる。

制度を作っていこうという流れに反対はしないけど、積極的に加担もしない。でも僕は医者として、仮に安楽死制度が日本にできたとき、ひとりでも人が死なずに済む方法を今から考えておく。そのときに重要な役割を果たすひとつが緩和ケアであり、その内容を突き詰めて実践していくのが僕の仕事だ、という結論だった。幡野は何と答えるか……。

「それはそう思いますよ。安楽死をしないで済むならそれに越したことはないですよね」

僕はほっとした。

まずは、幡野に肯定してもらえたことに。安楽死をしたい人を止めよう、ということは幡野の生き方を否定すると取られるのではないかなと心配していたからだ。もちろんそれは誤解だけど、完全に誤解とも言えないかな、そこを否定されるとこのあとの議論がだいぶ厳しいものになるな、などと考えていたのだった。

幡野は続ける。

「欧米、たとえばスイスなどでは、個人の尊重という考えで安楽死を選ぶと思うんです。でも僕は患者になって、いろいろな取材や個人の体験から感じることは、日本人が安楽死を選ぶ場合、欧米のようなポジティブな意味合いの安楽死ではなく、ネガティブになってしまう側面があると思っていて。僕は正直なところ、安楽死制度は必要だと思っていますけど、そういうネガティブな死は無いほうがいいですよ。ただ、じゃあ安楽死制度はいらないんだってしてしまったら、それは自殺に流れるだけだし、それ以上に苦しむ結果になる。だから僕は、制度としてあったほうがいいけど、使う人がいないに越したことはないと思います」

「ということは、幡野さんと僕とで考えていることは一緒ではありますね」

「そうですね。制度としてはあったほうがいい。選択肢のひとつとして。ただ、運用側と使用側、双方のリテラシーが上がっていかないと制度ができるのも難しいだろうなとは思っちゃいますね」

「そもそも安楽死制度というのが、日本でできるようになるか、どういう条件があれば、できるかということについてはどう考えます？」

幡野は、うーんと腕組みをして考え、

「安楽死制度自体は、いずれはできると思っていますよ。一〇年では難しいでしょうね。でも二〇年、三〇年くらい経ったら、それは踏み切らざるを得ないんじゃないですか。社会の声もそうですし、少子高齢化が今後も進んでいくでしょう？　子供の生まれる数よりも癌になる人が増える時代に、移民を入れて社会保険料を徴収する仕組みでも作らない限り、必然的に進めざるを得ないんじゃないでしょうか。それは表立っては言わないだろうけど」

と答えた。おお、そこで財政と安楽死の話に行くのか。

「社会保障費に関連した話の中で、安楽死が議論されることはこれまでもありましたよね」

「僕は患者で、先生はお医者さんじゃないですか。それぞれの立場からすれば、その視点から主張していくのはマズいだろうと思いますけど、健康的に働く三〇代とかの人からすれば、そんなの関係ない話ですからね。それぞれの立場があるということから考えてみると、安楽死を財政とからめた意見が出るのは当然でしょうね。それにそういう人たちって深くは考えていないでしょうから、安楽死を肯定しがち。そういう人たちが多数になると世間が流されていってしまうでしょうね」

「ただやはり、お金と安楽死のことを絡めて議論するのはやはり危ないという意識はあります」

「それはそうでしょう。まあ実際問題、医療費のことを気にしている患者には僕は出会ったことはないですけどね。生活保護受給者の方にもよくお会いしますけど、彼らが財源のことか気にしているかというと、そんなことはないし。健康な人でも、そんなに医療費のことを考えている人なんていなくて。だから医療費のことを気にして安楽死をするというのは考えにくいかな、と」

う ん ？　どういう意味だ？　さっきは財政と安楽死をからめた意見が出るのは当然、と言っていなかったか？　いま言ったことと矛盾してないか。幡野の言葉の意味を考える。

「あ、そういうことか。幡野さんの言いたいことはつまり、国として議論を発議するときの動機としては、医療費のことはたしかにありうることなんだけど、実際の運用をしていく上では関係なくて、それ以外の要因で考えないといけないということですよね」

「そう。医療費の問題で議論を持ち上げる人は出てくるし、それがあるから反対だっていう人も出てくるはずなんですけど、結局はお飾りの議論になってしまって本質には届かない。僕はそういう意味では、医療費の問題と安楽死を近づけてほしくないですね。どんどん本質から遠ざかるから」

おお良かった、正解だったらしい。幡野は続ける。

「僕は、制度を作ることそのものはそんなに難しいことだとは思っていなくて。そこから先の運用のほうがはるかに難しい。たとえば、癌の疑いがあると言われて、そこから確定診断がつくまでの数週間ってとてつもない不安に襲われるわけですよ。で、癌と診断されて、そこから先どれくらいで立ち直れるかは人それぞれですけど、そういったときに、『死にたい』という気持ちが襲ってくるんですよね。

もし、その時に安楽死という選択肢があったらけっこう簡単に選んでしまうんじゃないかなと思うんですよ。ここから、治療も大変、お金もかかる、迷惑かけてしまう……。そういう時に『安楽死できますよ』という制度になっていると、それを選ぶ人はたくさんいると思いますし、僕自身もやってしまっていたと思います。でも、そこから先に進み、立ち直って、受容する時期になると、生きやすくはなってくる。そうなる前に誰もかれもが安楽死でいなくなってしまうのでは、大変な世の中になる」

たしかにそれは大変な世の中だろうと、僕はうんうん頷く。幡野もどうやらノッてきたらしい。畳みかけるように自説を続ける。

「それを食い止めるのには、**結局緩和ケアしかない**と思うんですよ。だから緩和ケアの発展というのは、安楽死をする上では絶対に必要なの。安楽死を止めてくれないと。それがないと、どんどん死んでしまうから医療全体の質も、緩和ケアの質も下がってしまう」

おおー、僕が言いたかったことを幡野が先に言ってくれた。

「緩和ケア関係の医療者の方とお話すると、安楽死があると緩和ケアの発展が止まるっていう方がすごく多いんですけど、僕は逆に**緩和ケアが発展しないと安楽死はできない**と思ってるの。緩和ケアって、もちろん体の痛みを取るとかそういうのもあるんだけど、患者に教育を施すようなものもあって。患者の家族に対しても、悲嘆への向き合い方を教育したり。

早期から緩和ケアが入ることで、どう生きるかってことをある程度道筋を立ててあげないと難しいでしょうね。病状だけで安楽死をしましょうと決められるのでは。スイスとかではそうなってしまっているので、よくないですよね。それだとまた残った家族も苦しんでしまう」

僕はただうんうん頷くだけで、幡野が二人分語ってくれるから、なんだか随分楽な会話だ。でも僕も何か言わないとと思い、

「ただ、緩和ケアの発展というか均てん化、全国どこにいても質の高い緩和ケアを受けられるようにするのが先であって、安楽死の議論をするのはその先だという意見に対し、『じゃあいつになったら緩和ケア広まるんだよ』ってことも、以前おっしゃっていましたよね」

という、幡野のツイッターでの発言で気になっていたことを聞いてみた。

「ああ、それは今でもそう思います。そしてそれは不可能だと思います。日本全体どこでも、一定水準のものが広まるとは思えない。それは、医師それぞれの死生観とかも反映されてしまうし、地域格差を何とかするのは無理だと思っている。だったら、各主要都市に緩和ケアの専門施設をつくって、そこに資源を集約して、質を保ったほうがいい。緩和ケアに限らないけど、全国に医者を分散させたから医者不足になってしまっているわけで。

日本中に緩和ケアが広まって、質が上がるのを待ちましょう、そこから安楽死の議論を始めましょう、というのは健康な医療者だったらそう思うんだろうなって感じ。患者の立場からすれば、何言ってるんだと思いますよ。それは現実逃避にも近いものを感じますね」

幡野広志と吉田ユカ

「吉田ユカさんとは、お会いになったんですよね」

どうでした、印象は。と、聞いたところで幡野は、

「ええ、お綺麗な方ですよね」

と屈託なく笑う。こういうことを言ってもまったく嫌らしくないところが幡野の人としての魅力なんだろう。

「ユカさんが癌になって、僕のことを知って、どうしても会いたいって話だったんだけど、それだけでは会えませんからね。そしたら、撮影を依頼されたんですよ。撮影だったら仕事として会えるし、彼女と旦那さんとの写真も残せるし。その会う前までにメールとかのやり取りはしたんですけどね、すごい長文の。思慮深くて、伝えたいことがいっぱいあったんでしょうね。ユカさんと初めて会ったとき、安楽死のこととか、ご家族のこととか、普通は初対面では話さないようなこともたくさん聞きましたね。話したかったんでしょうね。スイスに申請を出して断られたという話も。あれは僕もショックだった。断られるんだ！って思いました」

幡野は顎髭を撫でながら、少し悲痛な顔をする。僕もね、あれは驚きました、と答えると

幡野は「安楽死の話ね」と前置きして話をつづけた。

「彼女の話を聞いていて、僕はすごくよく理解できるってことと、**日本人が安楽死を選ぶ最大の理由**ってここにあるんだなって確信を感じました。

これまで様々な方とお会いしていて、思いのほか男性でも女性でも、自分の人生を自分で決められない人っているなって思ったんですね。どうしていいかわからないって人もたくさんいて、そういう方から相談も来るんですけど、不思議なことにそういう人ほど他人の人生は決められることが多いんです。

自分の人生は決められないのに、他人の人生を決めるのがうまくて、平たく言えば毒親気質の人だったりするんですけど。要は押し付けてしまう人がたくさんいるんですね。それは、患者と家族の関係性でもかなりあるなと思っていて。そういう人たちから身を守るためにも安楽死は必要なんだと思っているんですよ。『家族の意思』を尊重しちゃうでしょ、医療者っていうのは」

幡野が常々主張しているところの核心はここにある。

医療者と、家族、そして患者の目指しているゴールが異なる。そして医療者が自分のポリシーや家族の意向を尊重してしまう今の日本では、吉田ユカの言う通り「**安心して死ねる場所がない**」ということなのだ。

「日本においては、自分の意思を尊重して保つ方法がない。それによって、望まない亡くなり方をしている人がいる。だから僕は、安楽死制度を作って患者自らが選んで死ぬことができるようにする、もしくは患者の意志に反した治療を求めた家族やそれに賛同した医師や病院を罰するようにしないとダメだと思います。法律的に。

飲酒運転のように、店に運転して来ていることがわかっているのに、お酒を提供するとか、その車に同乗するとかで罰せられるようになったじゃないですか。あれで飲酒運転がかなり減ったように、法律を変えれば、医療者や家族も変わると思う。どっちにしても、もう平成も終わって令和になったこの先進国で、患者の望まない死に方が延々と続いているという現実が信じられない」

幡野はなおも続ける。

「代替療法に関することも、時々、芸能人のステルスマーケティングみたいのが話題になりますけど、患者であれを見て『芸能人がやっているのを見たので来ました』っていう人はほとんどいないと思うんですよ。あれを誰から勧められるかと言われたら圧倒的に家族や親せきなんですよ。そして一番勧めてきて、一番断りづらいのも家族や親せき。言わば鬼に金棒の状態で来るわけですよ。

だから、患者からしてみたら、芸能人のステマなんかよりも家族のほうがよっぽど鬼なわけ。自分の家族が病気になってしまった、自分が悲しみたくない、それで押し付けてしまう、そういう家族がいる以上、身を守るために安楽死が欲しいわけです。もしくは、さっき言った罰則。どちらかがないと、患者は守られないなと思いました」

緩和ケアを信頼できない理由

僕は、吉田ユカに出会って思い出した患者がいて、と言って、Aさんのことを幡野に伝えてみた。彼女もきっとこれから鎮静をしていくうえで色々ともめ事になる。それでちょっと心配になっているんです、と。すると幡野は、

「QOL（生活・生命の質）に合わせた最期が、患者の意志で選べるのが、安楽死または自殺しかないんですよ。それで自殺をするくらいなら、安楽死のほうがはるかにいいんじゃないかなと思いますよね。

僕は緩和ケアにおける鎮静の可能性は感じているけれど、じゃあそこに賭けようとか、信じようとかは思えないんですね。それはやはり医者の裁量に依る、という部分が大きいからね。そしてその医者の裁量の部分があまりにもばらつきがあるから。そもそも、鎮静をするかしないかってその医者の技術の部分ではないですよね。**どちらかといえば死生観の部分**でしょう。死生観で左右されちゃうと、患者はお手上げですよ。『鎮静なんか必要ないんですよ』っていう医者もいる中で、そこにぶつかっちゃった患者はどうすればいいんですか。しかもそこで家族が『鎮静なんかしないでください』っていう最悪の組み合わせになった場合、

患者は生き地獄ですよ」

緩和ケアの領域、それが人の生死に関する部分になればなるほど、医師によって考え方が変わるというのは事実だ。

持続的鎮静にしても、「あれは安楽死と同じようなものだから絶対に行わない」と公衆に豪語し、鎮静の実施率は〇・一パーセントと自慢する医師もいれば、逆に、まだ鎮静をかける段階ではないのでは……？　という方にも次々と鎮静薬を投与し、鎮静率が五〇パーセントをこえる医師もいたりする。平均的な鎮静の実施率は二〇パーセントくらいと言われているが、それはまだ時代的に、鎮静という方法が標準的になっていないということなのかもしれない。


「癌の痛みに対してモルヒネを使わない、という時代もあったわけで、鎮静についてもまた一〇年後とかになれば状況は変わっていくでしょうっていうのもありますけどね」

と僕が言うと、幡野は気色ばんだ。

「モルヒネを使わない？　そんな時代があったんですか？」

「そんな時代があったんです。僕が研修医になった一五年前、東京はわからないですけど、その当時の地方においては、痛かろうが頭痛薬みたいので何とかするって時代だったんですよ」

と言うと、幡野はのけぞった。

「おおっ！　癌の痛みに対して頭痛薬？　一五年前？　ウソでしょ……。よかった、今の時代に癌になって……。冗談でしょ」

「当時、一番下っ端の研修医だったから、それが正しいと思ってましたよ。患者さんが痛がっていいます、って上の医者に報告しても『じゃあ一錠増やしておいて』くらいしかなかったんですから。で、これって一日三錠が限度なんですけど、当然痛いわけですよ。そう報告するとね、『仕方ないな〜、じゃあ四錠目もいいよ』って言われるんですけど、じゃあ四錠にしたからって痛みが取れるわけじゃない。そしたら次に言われるのは『あー、あの人はね、痛みに弱いんだよ』とか、『もっと強い薬使ったら依存症になるから』とか」

のけぞっていた幡野がだんだんと元の位置に戻ってきた。神妙な面持ち。彼も、自らの病を発症した際には激痛に苛まれた、ということは以前に聞いていた。

「僕もね、最初は癌が見つからなかったから、整形外科からもらった薬だけでは全然痛くて、海外から鎮痛剤個人輸入して使ったりしてたけど……。それも全然効かなかった」

当時を思い出したかのように、苦い顔になる。

モルヒネは「最後の薬」とか「死の直前に使う薬」というイメージが、当時の医療現場にあったことは事実だ。しかし、そういう時代を経て、今は癌による痛みがあれば早くからモルヒネを使いましょう、という時代になっている。

「だからまた一〇年たったら、鎮静とかに関する考えも変わるんじゃないか？　っていうのはあるんですよね」

と僕が言うと、幡野は目を瞑って、うーんと考えていた。

「僕も、製薬企業で講演とかさせてもらって、そこで新薬開発の話とかもうかがうんですね。たしかに、そういう話を聞くと、新薬って本当に期待できるなと思うんです。思うんですけど、それって医療におけるハードウェアですよね。いくら新薬ができても、それを運用するソフトウェアの側を変えていかないと意味がない。モルヒネだって、その一五年前だって薬としてはあったわけで、使う側の問題ですよね」

ここで幡野の話が安楽死に戻る。

「安楽死が日本で制度になったとしても、仮に緩和ケア医がそれを扱うことになった場合、個人の死生観とかで運用されると『伝家の宝刀』とかになって使われないと思う。だから、僕は医療者に安楽死を扱わせること自体が正しいのかっていう疑問がある」

「そういう意見はありますよね。法曹関係、たとえば裁判所とかが許可を出すという形」

「僕はそのほうがいいかなと思う。法律とかでガチガチに縛るのもいいとは思わないけど、手綱をゆるめて医者や家族の自由度を高めてしまうのは、結局患者を苦しめてしまうだけだと思う」

耐え難い苦痛とは何か

「先ほど話したAさんのケースの時に、医療者が悩んだことのひとつに鎮静の要件としての『耐え難い苦痛』があったんですよね」

Aさんは「耐え難い苦痛はない」と医療者に判断された。そして、その判断が故に、彼女は傷つけられ、苦しみに耐えることを強いられようとした。

「『耐え難い苦痛とは何か』ということが医療者の中でも議論になることがあって、誰が何をもって判断するのか、って部分なんですけど、幡野さんはそれについてはどう思いますか」

「耐え難い苦痛、ってのを考えるときに、どうして身体的苦痛ばかりが取り上げられるんですか。身体的苦痛だけでいえば、それはもうガマン大会の世界で、耐える人はモルヒネ無くたって耐えられるかもしれないけど、その人を基準にしてほしくないわけですよ」

まあ、そう思いますよね、と僕は言った。

幡野は患者の立場だ。そう言うに違いないと思っていた。今の鎮静の決め方は、医療者から「もう眠って過ごすという方法もあります」って提案するくらいひどい苦痛がある場合には問題にならない。一方で、患者側から「もう眠って過ごしたい」と希望された場合には、医療者がその妥当性を判断して、最終的に「承認」をする必要がある。その時に、医療者が

「それは眠って過ごすに値するほどの耐え難い苦痛なのか」というところから検討をするが、Aさんのときにはそれがうまくかみ合わなかった。

「僕としても、患者本人が『耐え難い苦痛がある』って言っているんだから、そこに耐え難い苦痛はある、っていうのでいいと思うんですけど。でも実際には、全国各地で医療者が『耐え難い苦痛とは何か』という問いに困っている。だから、『まだ耐え難い苦痛』とは言えない、って言って、鎮静を避けるということがおきるんでしょうね」

「そうか……。痛みって数値化できるものじゃないですから、その苦しみを伝えてくれって言われてもすごく難しいですよ。説明もできないし、理解もされない。患者同士でも理解できない。その中で『これくらいは耐えられるでしょ』っていうのは厳しいし、医療者に対する不信感につながりますよね」

幡野は苦い顔で考えこみ、そういえばこの前もですね、と言って自分のエピソードを語りだした。

「先日病院で、ある処置を受けたんですけど、その処置の副作用として痛みが出ることがあるって言われてたんですね。で、ベッドに横になって四時間動かないで注射、それを二日間やる予定ってことだったんですけど、次第に腰と背中に痛みがきてしまって。それで一日目の三時間くらいたって、もう限界と感じてたんですが、あと一時間だから頑張ろうと思ってたんです。そしたら、その時に担当の先生が来て『幡野さん、明日の分もやっちゃいましょう』って言ったんですよ。冗談だろ、って思いましたよ」

僕も思わずえぇっと言って笑ってしまったが、まあ笑い事ではない。

「それで断ったんですよ。もう無理です、耐えられませんって。でも、先生はやっちゃいましょうやっちゃいましょう、って押し切られちゃったんですよ。もう、フルマラソンを三〇キロくらい走ったところで、もう一往復やっちゃいましょうみたいな。

結局、わからないんだよな、って感じましたね。医者は。患者はたくさん診ているかもしれないけど、自分でその処置を受けたことがあるわけじゃないしね。それで、結局その病院ではそれ以上処置を続けるのを断ったんです。このままここで受けたらヤバいことになると思って。地獄見ますよ。医療者との相性が合わないということは。だからこそ、僕は緩和ケアにすべてを委ねるということはできないんですよね。最終的には医療者の裁量、それに家族の意見が加わって、**患者が一番立場の弱い状態になる**。本人の命なのに、本人が苦しんで。これがどうして何十年も続けられてきたのかが僕は理解できない」

「そういうのがあるから、やはり安楽死というカードは持っておきたい？」

「そうですね。僕はやっぱり自分の身を守るために安楽死はあったほうがいいと思う。安楽死に反対する人もいまいち理解できないんですよ。今までもたくさん、安楽死に反対する人とお会いしたんですけど、ひとつとして『そうか、じゃあ安楽死やめよう』って思えるような意見はなかったです」

「それはどこまでいっても平行線だと思いますよ。『あなたはそう思うかもしれないけど、私はこう思うんです』ってところから抜けられませんから。僕も、安楽死制度には慎重ですけど、それはあくまでも医師としての意見だったり、社会的にはこういう懸念があります、ってことを言っているだけで、個人が安楽死をしたいという思いまで否定できるかって言ったらどうやったって否定できないですよ。安楽死制度があることで起きるさまざまな懸念は懸念としてあったとしても、じゃあ安楽死制度は作らなくていい、って全国民が納得できる理由は思いつかないです」

幡野は少し腰掛けなおして、

「それは自殺を止める理由と同じことですからね。自殺を止めるときに『死んじゃだめだ』ってみんな言うけど、あれだってひとつも響きませんからね。本当に自殺止める気あんのかってくらい効果のない言葉。安楽死も同じで、もし僕が反対する立場になったとしても、こんな風には説得しないよな、って言葉ばかり。

まず、『肯定』から始めないと止めることもできないですよね。みんな自分の気持ちよさとか、利益的なところで動いているので、患者の立場が医療の現場では弱くなってしまう中で、患者の利益を最大に守る方法としては安楽死以外思いつかないんです。最終的に患者の切り札——ジョーカー的に出せるものが。他に何かあるのかな……。そういうアイディアを出してくれる反対派の人がいれば、プラスになるんですけど、そういう人はいなかったですね。みんな感情論だし、ムダな議論だったですね」

「安楽死制度自体はいずれできる可能性は高いと僕も思うんです。ただその中で、それを使う人をどうやって減らせるかを考えたい、っていうのが今の僕のスタンスなんですよね……」

「安楽死を減らすんだったら、いかに家族を押さえるか。そして医療者の死生観のバラつきを正すというか……少なくとも患者の意志が尊重される『保障』がなければ、安楽死は防げないんじゃないですか。本人にとっては『耐え難い苦痛』、でも医療者や家族はそれを認めない、そこに安楽死制度はある、っていう状況なら誰だって安楽死のほうに流れますよ」

僕は深く頷かざるを得なかった。それを見て、幡野は続ける。

「日本人の『自分のことは決められないけど、他人のことは決められるという性質』を考えると、何もなしで医療者が患者のために、ってなるとは思えないんですよね。それも、子供のころからの教育というか、親や学校から答えを与えられて生きてきた人たちっていうのは、自分では答えを出せないし、一方で自分より弱い立場の人には押し付けることができる。そういう日本人の悪い部分が、癌とか終末期になると如実に現れるんだなって。

僕も母と完全に縁を切りましたけど、それも今から考えても正解だったなって。いまだに付き合いがあったとしたら、僕もそれなりに地獄を見ているでしょう。でも、逆に言えば安楽死みたいに身を守る切り札があったら、親と縁を切らずに済んだかもしれない。癌って人間関係壊す病気だし、ムダに苦しんでますよ。痛みとかじゃないですからね。身体的にも苦しいのに、それとは別に、**人間関係っていう全然別のレイヤーの苦しみがあって、それは薬でどうこうなる問題じゃない**。これを日本は何十年も続けてきたんでしょうね」

幡野から「安楽死があったら親と縁を切らずに済んだかもしれない」という言葉が出たことに驚いた。これまで幡野が書いた本や文章の中にも、親への思いは出てきたことがあった。僕はそれを肯定も否定もしないけれど、心が自由に生きられないことの代償として今の関係性があるのだとしたら、それはやはり癌という病気を取り巻く社会や人間の関係をどうにかしたほうがいい。

「もし、安楽死を認めないとしたら、『格差はある世界』だってことを認めたほうがいいですよ。日本中の医療者が、診療報酬もつかないのにそんなに対話をしてくれるのか、ということが、運でしかない。命の価値は平等ではない、という現実を理解するか、安楽死を容認するか、どちらにしても苦しい決断をしなければならないところに来ていると思います。少なくとも現状維持っていうのは、患者が苦しんでいくだけだから。

格差っていうのは所得の問題だけではなくて、人脈だったり、人とのかかわりだったり、医療者の人間性だったり。平等ってことを信じないほうがいいですよね。人の命や価値って、残念だけど、本当に残念だけど差がある」

残念だけど、のあとに大きく息を吸い込んで「差がある」と吐き出すように幡野は言った。

「それすらも容認できない社会だと、何もできないですよね。これまで本当に『死人に口なし』でやってきちゃったんだろうなって。それで大きく傷ついている家族もいますからね。父親が苦しんで亡くなっていく姿を見させられて、小さな子供がうつ状態になっているお母さんから相談来たこともありますよ。死に方って大事なんだな、って僕は思うんですよ。それが遺された方々、すごい遠い関係性の方ですら大きな影響を与えてしまう。

いかに苦しまないで死ぬかってことが、残された人の人生に大きく反映されてしまうので、僕はなるべく楽しんで生きているように見せている。それが自分の遺す家族の生きやすさにつながるから。だから、患者はなるべく苦しまないほうがいいし、医療者や家族は患者が苦しまないような後押しをしたほうがいいと思うのですよね。ほんと、わざわざ患者を苦しめる構図になっているのが、誰のための医療なんだろう、誰が得するんだろうと思いますもん……」

幡野の「**誰のための医療なんだろう**」という言葉が、最後に重く響いた。本当にその通りだ。僕らはいったい、どこを見ながら医療をしているんだろう。

幡野とは、暮らしの保健室の最寄り駅まで歩いて別れた。

でもまた今月も会うし、今年はまだ会う機会がありそうだ。吉田ユカと幡野はこれからも連絡を取り合うらしい。

また次に会った時、お互いどんな報告ができるのか。

それがいい報告になるか、悪い報告になるか。願わくば前者でありたいと、駅で幡野に手を振りながら思っていた。

6

安楽死の議論はやめたほうがいい

――宮下洋一に会う

幡野広志に会った後、僕にはもう一人どうしても会っておきたい人がいた。

それが、高願寺で安楽死について対談した、在欧州ジャーナリストの宮下洋一だ。

宮下は、吉田ユカがエントリーしようとして断られたスイスの自殺幇助団体・ライフサークルをはじめ、ヨーロッパやアメリカの安楽死事情を取材して『安楽死を遂げるまで』（小学館）という本にまとめて日本に紹介した人。最近は、神経難病を患った日本人がライフサークルで安楽死を遂げるまでを密着取材し、『安楽死を遂げた日本人』（小学館）という本を上梓して日本中に衝撃を与えた。

宮下は、安楽死で死に至るという方法自体は否定していないが、日本の文化の中でそれが性急に法制化されることに警鐘を鳴らし続けている。ある意味、幡野とは別の考え方をもち、海外に暮らしながら取材を続けてきた宮下に、「安楽死制度があっても、それを使いたいと思う人を一人でも減らしたい」という僕の考えを聞いてもらいたかった。

そこで、宮下がスペインから日本に来るタイミングで病院まで来てもらった。病院に現れ

た宮下は、僕の安楽死への思いをじっと聞いた後、腕を組んで少し考えこんでいた。そして、まず言ったことが、

「日本において安楽死をしたい人を一人でも減らそうと思うのなら、あまり啓発活動をしないほうがいいのではないでしょうかね」

という台詞だったことにちょっと驚いた。

いや、ちょっとではない。だいぶ驚いた。マンガだったら「えぇーっ」と言って顎が三〇センチ下に落ちるくらいには驚いた。二冊の本を書き、多くの取材を受け、日本における安楽死の是非について議論の題材を提供してきたジャーナリストの宮下から、まさか「もう啓発しない方がいい」という言葉が出るとは思わなかった。

「宮下さん、そ、それはどういう意味で……」

僕は顎が外れながらも宮下に尋ねた。

「いま、ちょっと世論が騒ぎすぎているのがあるように思っていて。癌や精神疾患をもっている患者さんに負担……負担というか希望を抱かせてしまっているのではないかと。僕も色々な意見を言われますけど、たとえば日本で講演をします、という情報をＳＮＳで発信す

ると『日本では法制化をしないほうがいい、という発言はくれぐれも控えてください』というようなメッセージが送られてきたりとか」

顎が少し戻ってきたところで、また衝撃的なことを言われて僕の顎は外れっぱなしだ。どうやら宮下を安楽死反対派とみなして、「余計な発言をするな」とけん制する安楽死賛成派がいるらしい。以前に幡野が、「安楽死について一番迷惑なのは『まともでない賛成』。『安楽死ができると医療費が減る』とか。いま本当に欲しいのは、安楽死に対する『まともな反対』です」と語っていたことがあったが、そういう下らない横やりは、安楽死を求める人たちの首を自ら絞めるだけではないのか。

「誤解されているところもあると思うんですけど、僕自身は安楽死には反対はしていない。**『人の死に方に口を出す』というのは一番正しくないと思っている**ので。ただ、文化的な面において、日本で法制化をすると何が起きるかということについて、日本に住んでいる日本人にはよく見えない部分があると思っているんです。自分たちの国民性、たとえば外圧に対してどれだけ耐えるのが苦手なのかとか。

僕はよく集団主義とか個人主義とかっていう言葉を使っているんですけど、日本はもう個人主義で、自分の思いが世の中に通用するとか言っている方がけっこういる。でも、実際に日本に帰ってきてみると、やっぱり日本は個人の意見が通らない社会だと感じます。それはすごく大きなことだと思います」

なるほど。宮下の一連の発言には驚いたが、彼は日本で性急に法制化の議論が進むことを危惧し、その予防策としてこのような発言をしていたのだろう。

パンクするスイスの現場

日本人は、自分の考えよりも他人の考えを重視しがちだ、と宮下は言うが、僕の見る現場でも、実際にそのようなことは起きていると思う。そんな日本で議論をすること自体が残酷なのではないかと、宮下は時々、考えることがあるという。

「自分もこれだけ安楽死について書いてきたけど、特に終末期患者や難病患者に対して、ある種の希望を抱かせてしまったのもあるかもしれない。患者によっては、知らないほうがよかったという見方もあるでしょう。

けれど医療界や法曹界においては、僕が本を出してから議論が加速しているのも事実で、知るほうがよかった人たちもいる。世の中の議論というのは、こうして始まっていくものだと思うし、僕の仕事はその役割を果たすことに尽きます。だから、もし安楽死を避けようという考えであれば、今までの日本がそうだったように、その件について議論をしない、というのもひとつの選択肢だと思うんですよ。

少なくとも、その議論をするか、しないかを考えていただくための情報は提供できたのかな、とは思っています。正直、ここから先は、政治家でも医師でもない僕が介入する余地は、ほとんどありませんから」

と、ジャーナリストである自らの役割について言及したうえで、宮下は続ける。

「今回、ある講演で議論になったのは『耐え難い痛みって何なのか』という点。その解釈について最終的には医者が、患者の心の痛みを理解したうえで、安楽死とかをさせるわけじゃないですか。その判断基準ってどうなっているんだろうって。そこがはっきりしないと、そこから『すべり坂』になっていってしまう。だって、患者が『痛い』と言ったら、それを信じるしかないわけじゃないですか。心の痛みであっても。

それが、日本の社会においては周囲との関係によって『痛く感じてしまう』こともあるんじゃないかと思うんです。そういう文化的な背景がある中で、安楽死の議論をし過ぎると、『そういった方法もあるんだ』という期待を抱かせることにもつながるのではないか」

宮下が言及した「**すべり坂**」というのは、安楽死議論をするときに必ず問題となる懸念のひとつで、安楽死制度が最初は慎重に運用を開始されたとしても、次第にその対象が広げられていって恐ろしい事態に発展するのではないかということだ。

たとえば、最初は「身体的な苦痛があり明確な意思表示ができる余命数か月の成人」だけが安楽死の対象だったのに、世間が安楽死に慣れてくるにしたがって、「精神的苦痛も対象だ」とか「意思表示は事前に書面で遺してあればいい」「余命の制限も無くそう」「子供にも行うべきだ」などと、法の解釈を曖昧にしながら対象を広げていく。

その行きつく先は、「障害があったら死にたいに決まっているから、周囲が忖度して死なせてあげよう」「あんな状態でよく生きてられるよね」といった、**死への同調圧力**だ。それによって、本来なら生きたいと願っていた人が、死に追い込まれるのではないかという懸念がある。

それに対して幡野は「**生への同調圧力**」という言葉で、患者側が医師や家族から「生きていてほしい」「命を大切にするのが当たり前」だと、死なせてもらうこともできずに生を強要されると主張している。

宮下は、スイスの現状についても話してくれた。

「日本では安楽死ができなくても、スイスに行けば……とみんな思っているんでしょうけど、実際にはスイスの現場もパンクしている。

それで、いまスイスでは新規の受け入れも停止してしまったんです。日本から、今まで年間に二人くらいしか申請がなかったのが、僕の本が出てから一気に五〇人とか申請が来たと言っていましたから。

そもそもライフサークルのエリカ・プライシック先生の目指すところは、外国人がスイスで安楽死をするのではなく、自国で安楽死ができるようにすること……彼女の今の活動はそのための啓発活動という面がある。だから、スイスでいまそういった現状がある中で、日本人が安楽死を求めてもできないのであれば、メディア的な視点で言えば、そっとしておくというのもいいのではないかとも思うんです」

うーん……。僕は考え込んだ。

宮下は「自分の本が出たことでこれだけ議論が盛んになった」と言っているが、本当にそうなんだろうか。

むしろ、これまでも安楽死を望むほどに値する苦しみを患者は感じていたけど、それが隠されていたというだけなんじゃないだろうか。安楽死ということが頭によぎったとしても、それを願うことすら憚られる世間の空気の中で、口をつぐむ以外に道がなかっただけではないのか。

それに、これまで死に向かっていく過程の中で、日本には緩和ケアという選択肢しかなかった。しかし、宮下などが「海外では安楽死という選択肢がある」ということを示してくれたおかげで、じゃあその選択と比較して日本の緩和ケアが十分なのか？　と言われたとき、十分とは言えないという面が顕わになったことは事実だ。

「その意味で、日本ではもっと緩和ケアを充実させていく必要がある、という議論が盛んになったことは、僕らからしてみたらいい面もあったと思います」

と言った僕に対し、宮下は「そこは、緩和ケアがあるから安楽死はいらないのか、という議論になっていく気がするんですよ」と言って、話をつづけた。

「安楽死と緩和ケアの境目がわかりにくい領域もあったりする。そもそも、緩和ケアのことすら一般的には知られてない部分が多い現状の中で、安楽死について議論する必要なんてなかったのかなって。

日本人が本当に求めているのは尊厳死と緩和ケアの部分であって、安楽死とはき違えてしまっている面がある。安らかに死ねる、って意味で安楽死がベストだって思われてしまっているけど、そういうことではないし。

ただ単に長生きだけさせられているって状態がどうなの、って話だったら、それは尊厳死の法制化の道に行くのがいいのかもしれない。痛みがあるから安楽死っていう方もいるけど、それは緩和ケアがあるから大丈夫っていう理解が不足している。

そういった意味で、取材をしてきてなんとなく思うのは、日本人には安楽死は必要ではなかったのかなっていうことです」

僕は、幡野さんが先日おっしゃっていたことですが、と前置きして、

「緩和ケアにおいても、どの医師にかかっても患者の意志が尊重される……つまり医者や家族のポリシーに左右されないで生きられることが保障されているならいいけど、実際にそうなっているかというと信じられない。だから、患者側がいつでも安楽死というカードを持っていることで安心できる面があると言っていました。そこについては緩和ケア医側の問題もあると思いますが――」

と伝えると、宮下は僕の言葉にかぶせるように、

「ただ、それは逆の見方をすれば、**本当は生きられるはずだった人が安楽死を選ばされる面もある**わけじゃないですか。出会った医者が、治療をすぐにあきらめてしまったり、この人は死を選んで当然って、安楽死を許可する書類に簡単にサインしてしまったりとか、そういうことも起きかねない。その意味で、いま日本で法律がなくて安楽死ができないということの方が正当な理由になると思いますけどね」

と言った。

たしかに、患者側が「**自分がどのように生きたいのか**」というポリシーを持つことがなければ、医師によって生きる方向に向かわせられることも、死の方向に向かわせられることも、どちらもあり得ることなのだ。

まず個人の意志が独立して尊重されていない日本という国では、安楽死が制度化すること自体が早すぎるということなのだろう。

流れ作業化する安楽死

僕は吉田ユカがスイスに受け入れを断られた件について、宮下が知っていることがあるかについても尋ねてみた。

「ライフサークルに断られた方がいるんですか？　いつ頃の話？　……ああ、ちょうどその時、エリカ先生のほうも裁判などで色々と立て込んでいたみたいですね。ちょっと受け入れている余裕がない時期に当たってしまったのだと思う。ライフサークルのウェブサイトにも、新規受け入れをしばらく中止するという旨を出していたはず。

それに、その裁判が精神疾患を持っている方に関連していた案件で……。そういうのもあって、精神科の受診歴があるということに敏感になっていたのかもしれない」

なるほどそれで、ユカが断られた理由が何となくわかってきた。

そもそも、スイスに日本人が殺到してパンクしているうえに、先方は裁判を抱え、さらにその件が精神疾患と関連していた……という不運が重なった結果だったのだろう。

ライフサークルが、各国それぞれで安楽死制度を作ってもらうことを最終目標としている以上、今後、日本からの受け入れがそれほど増えていくとは思えない。それに、僕はスイスでの安楽死報道を見ていて、気になることがひとつあった。

「宮下さん、スイスに安楽死で訪れる方々について、ライフサークルなどはその後の遺族のフォローってしているのでしょうか？」

先日の幡野へのインタビューでも、彼が「病状だけで安楽死をしましょうと決められる。スイスとかではそうなってしまっているので、よくないですよね。それだとまた残った家族も苦しんでしまう」と言っていた。幡野も吉田ユカも、「家族にトラウマを残したくない」というのを安楽死を望む理由のひとつにあげる。

しかし、スイスでの安楽死はむしろ家族に多大な精神的負担を負わせるのではないかという懸念があった。患者の物語――家族や、また彼らをサポートする医療者も巻き込んだ一連の流れの中に「安楽死」という点がある、という構造になっているようには見えなかったからだ。その疑問について宮下にぶつけてみると、彼は軽く首を振った。

「いや、していないですね。そもそも外国人を受け入れるっていう時点で、それは考えていない。外国人を受け入れるという点でもうひとつ議論があるのは、ディグニタスは五日前にスイスに来てもらって、安楽死を実行するまでの時間をかけているのに、ライフサークルは二日前に来てもらって安楽死を実行している。

それまで会ったこともない人への診断という意味では、短すぎるのではないのかという議論です。ただ、エリカ先生はもうここに来るまでの覚悟がある人を受け入れるという形だから、そこで審査済みだという立場なんだろう。そもそもダメそうな人、曖昧な人は受け入れてない。まあ、二日でも五日でも違いがあるのかどうかわからないですけど。遺族についても外国まで行ってケアできないし、流れ作業ですよ」

流れ作業、という言葉に僕はまた顎が外れそうになるのを抑えながら、

「日本での安楽死報道を見ていると、それは宮下さんの本もそうですが、死やケアが『本人と家族』というところにフォーカスされがちだと思うんですね。本当は、社会とのつながりやサポートがあれば、変わる部分もあるのではないかと思うのです。それは、安楽死をした遺族をサポートする意味でも。

もし日本で安楽死制度をつくるのだとしたら、もっと早期から社会的サービスとつながれる仕組みと一緒につくっていく必要があるのでは、と思っています」

と、僕は持論を述べた。ただ、ひとつ懸念されるデータもあった。

「オランダの制度だと家庭医制度がベースになっていて、つながりがあることが前提にあっても、安楽死件数が増えていっている現状もあって、僕の考えも甘いのかなって思うところもあるんですけど……」

「それは難しいところですね。日本と欧米では、**死は個人のものなのか、家族内のものなのか**っていう文化的概念が全然違うんですよ。オランダで安楽死が増えているにしても、それは個人の生き方の尊重であるから、というところがある。その人が、死にたいと思っているなら、それが叶う文化がある。

ヨーロッパの人たちはあくまでも自分の人生を生きている。それだけ、個人の人生を生きているかいないか。一方で日本の場合は、その人が死にたいと思って、安楽死制度があったとしても、周りの人たちに支えられていれば、選ばないと思うんですよ。ただ、日本でその支えをつくっていくのが難しい」

なるほど。オランダにおいて件数が増えていることだけをみて、家庭医制度が安楽死の抑止に機能しているかどうかを評価する必要はないということか。日本においては日本のやり方がある。そしていま僕は、その支えをどうつくっていくのかということを考察している……。自分の中で、バラバラだった安楽死制度についての考え方がだいぶつながってきたような感覚が芽生えてきた。

海外の安楽死システムは完全か

「では、宮下さんの考えではヨーロッパ的な考えや生き方からすると、安楽死の制度はあってもいいのではないかと感じますか」

「いや、でもそうは言っても一部の国ですよ。その国の中でもそんなにやっているわけでもないし。オランダでも四パーセントくらいで。それをちょっと日本のメディアは大げさにイメージ化しすぎている部分はあると思う。

いまなぜ日本がそうやってイメージ化したがるかというと、高齢者などが死にたくても死ねないという現実があるから、そこをクローズアップして、あたかも安楽死が世界で行われているかのような扱いをしてしまう。それはメディアの問題ですよね。今の日本にとって、そのほうが都合がいいだけなんです」

宮下は、それにもうひとつ注意しないといけないことがある、と言って続けた。

「日本は世界で流行っていることがあれば、すぐにそれを取り上げたり法制化しようとしたりする。だけど、**安楽死については日本はそもそも基盤ができてない**。そういった市民運動が昔からあるわけでもないから。表面的にいいことのように見えるからそれをしようと思うかもしれないけど、文化的基盤がないから、議論も全体にガタガタしているんですよ。

オランダは何でやっていけるかというと、地域審査委員会というのもあるし、独立医や安楽死クリニックの存在とかちゃんとした手分けができているし、法律もしっかりしている。それに対して日本は、法制化しようというところが議論になるけど、法制化しようとしたってその後の運用とかどうするの、ということが全然ない。

そういうのがない中で、日本では『死にたい』という人が多いから、安楽死を美化してしまっているのではないでしょうか。だから、自分の役割として、情報を提供した立場から（流行の美化に）ブレーキをかけていくことも必要かなって思っています」

「文化的基盤が醸成されていないにもかかわらず、表面上の制度だけ取り入れていこうとする弊害は、僕もよく感じています」

海外でその取り組みが生まれて、発展してきた歴史や文脈を考慮せず、単にその結果だけを日本に取り入れたことで、本質が喪われてしまった例は多い。実は、緩和ケアのシステムもそのひとつだ。

近代的緩和ケアシステムは、二〇世紀半ばのイギリスで生まれて世界に広まった。その始まりは宗教的背景を基盤とした、市民が中心となったホスピス運動である。その当時、癌などの終末期医療がいかにお粗末で、多くの患者が苦しみ、人間の尊厳を保てないまま死を迎えているかが公表された。その結果、緩和ケアを受ける権利を求めて市民運動が起こり、その活動の結晶として近代型ホスピスが生まれたとされている。

しかし、その近代型ホスピスすら、当初はその財源をすべて民間からの寄付で賄い、国の医療システムの外部に独立して存在することで、既存の枠組みにとらわれない独自の活動を展開していった。

それに対し日本がそのホスピス運動を導入したのは「病院」という場であり、既存の医療システム、特に医師が主導する仕組みの中で制度化されていった。結果的に、日本の緩和ケアは病院の奥まった場所にあって、市民からは縁遠く、市民が育てる余地もない「終末期に医療者から施されるもの」に成り下がってしまった。

いま、コミュニティの中に緩和ケアが広まっていかないという課題が指摘されているが、それは日本の歴史的な出発点が、イギリスとはまったく異なるところに立脚していることが原因のひとつなのだ。


「だから安楽死も、それほど運動が盛り上がっているわけでもなく、国民が本当に求めているのかもわからない中で、法制化だけして『できるようになりました』ってなっても絶対失敗するなと思っているんです」

と僕が言うと、宮下がベルギーの例を教えてくれた。

「ベルギーのやり方は、オランダの法律を真似ただけと言われています。草の根運動とかがないまま、オランダで理想的な法律ができたということで、ベルギーでもすぐ取り入れたんですよね。

でも、ベルギーは家庭医ではなく、一般の総合病院のようなところで安楽死がされる。市民運動や家庭医制度のような背景がないまま、ベルギーは制度を先行させたがゆえに、いま大変なことになっているのだと思う（世界で一番簡単に安楽死ができる国、などと言われている）。そして日本もそうなりかねない。

チェックが甘ければ、患者側が死にたいと思ったときにウソでもなんでもついて死ぬことが可能ですからね。だから、いま日本に必要なのは、早く死ねるような制度を整えていくのではなく、早く死ななくてもいいような取り組みなんだと思う」

「実際、オランダとかスイスとか、さまざまな安楽死制度が各国であるじゃないですか。でも、それはその国その国で必要な議論をしてきたうえでのそれぞれの制度であって、どのシステムが一番優れているとかは、ないと思いますか」

「それはそう思いますよ。**日本には日本人にあったやり方があるはず**です」

僕は各国の安楽死制度を勉強していく中で、どれも一長一短あると感じていた。

だとしたら、僕たちがもし安楽死制度を求めるときには、海外の制度をコピーするのではなく「**ぼくらの安楽死制度**」をゼロベースで作っていく必要がある。

もっと言えば、僕らがどのように生きて、死んでいきたいのかということを考えていく必要があって、その先に行きつくところが本当に安楽死制度なのか？　ということも考えないとならないのだろう。

7 命ではなく、希望を守りたい

前回の外来から一か月半。これまで時々流れてきていたYくんのツイッターの更新頻度が減ってきていることが気になっていた。暮らしの保健室にも、奥さんが一か月前に一度来たきりで、Yくん本人には最近全然会えていないと、及川からも聞いていた。元気がないのだろうか、と心配していたところでの今日の外来だった。

診察室に現れたYくんは明らかに痩せていた。彼が口を開く前に、良くないことが起きていることが一目でわかった。

「先生、もう抗癌剤治療は厳しくなってきたって言われましたよ」

Yくんは主治医から僕に宛てての手紙をヒラヒラさせながら椅子にふわりと座った。椅子に座る音すら、なんだか弱々しい。一緒に付き添ってきた奥さんも無言で隣に座る。

手紙には、もう標準的な抗癌剤治療は使い切ってしまったこと、肝臓の腫瘍が急速に大きくなると同時に、心臓や肺の周囲にあるリンパ節も大きくなってきていること、これからはゲノム医療のための検査や新薬の治験などを検討していること、ただし残された余命は本人には伝えていないものの、もしかしたら一、二か月しかないかもしれない、ということなどが書かれていた。

医師が予測する余命は当たることが多くないとはいえ、大学病院から送られてきたＣＴ画像や血液データ、そして実際のＹくんの変化を見れば、その予想も決して的外れではないと僕も感じた。

「もう、おしまいですかね」

いつもは明るいＹくんも、今日ばかりは声に力がない。僕は、手にしていた手紙を彼に見えないように伏せ、椅子を回して彼と正面から向き合った。

「少し、厳しい状況になってきましたね」

「これから、どうしていこうと思っていますか？」

Ｙくんの目を真顔で見つめながら、彼が言った言葉を言い直して繰り返した。

「いまですか？」

「これからですね」

「うーん。大学病院の先生は、治験を受けてみるのはどうか、ということをおっしゃるんですよね。ただ、結構副作用の強い治療になる可能性があるとのことで、そんなのに耐えられるのかな、っていうのが不安なんですけどね。それに……」

「それに?」

Yくんは少し言い淀んでいたが、ちょっと申し訳なさそうに、

「いや、そんな治療に入ってしまったら、キャンプに行けなくなるかなー、なんて」

と言って笑った。ここでもやはりキャンプが気になるのか……と、僕はちょっと驚いた。彼の中で、生きていくうえで何が優先されているのだろう。

「キャンプに行けるかどうか……。治験で副作用が出て、キャンプに行けなくなるのが不安?」

「そうなんです。あれをずっと目標にしてきたから」

「それは治験を受けることよりも重要なこと?」

と聞くと、Yくんは下を向いて黙ってしまった。あ、しまった。叱られたとでも思ってしまったのだろうか。

「せっかくの機会なのできちんと話をしておきたいんだけど、僕は君がキャンプに行くことを治験に優先させたとしても、責めることは決してないよ。むしろ、気が進まない治験を受けて体調を崩すリスクを負うくらいなら、体力を温存する治療に専念をして、Yくんが優先したいことに体力や気力を振り向けていくというのもひとつの道だと思う」

実際問題、命は早ければ来月もつかどうかわからないわけだ。キャンプは三週間後。正直、厳しい。命はもっているかもしれないが、キャンプに行けるほどの体力があるかどうか。

僕がいつになく真剣な顔で語りかけるので、Yくんも怯んだのか、いつも以上の笑顔で言葉を返してきた。

「いや、治験は受けようと思っていますよ。ただ、キャンプがちょっと不安だなーって思うくらいで。少し体重は減りましたけど、看護学校も行けているし、元気なんですよ」

余命の話をしてしまおうか、という思いが浮かぶ。でもそれはやはり暴力的に過ぎるのではないか。焦るばかりで、いい言葉が見つからない。

「Yくんは、これからどう過ごしていきたいと思っている？」

いや僕、それはさっきも聞いただろう？ Yくんはきょとんとした顔をする。

「これからどう過ごしていきたいか……？ いや、できれば病気を治したいですよ。いま、ゲノム医療って言うんですか。あの検査を出してもらっているところなんですよ」

「――でも、万が一ってこともありますよね」

我ながら意地悪な質問だと思った。さすがにYくんも気分を害したのか、少し眉をひそめながら、

「それはね、先生、普通に過ごしたいですよ。普通の二〇代みたいに。看護師になって仕事もしたいし、おいしいもの食べたいし、おしゃれをして妻とデートもしたい。いや、『したかった』と言った方がもういいんですかね」

こちらがドキリとするひとことをYくんは投げかけてくる。僕が沈黙していると、Yくんは宙を眺めながら、

「まあ、なるようになりますよ」

と、自分に言い聞かせるように呟いた。

ああ、何よりもYくんらしい、日常の言葉だ。その言葉で、場に張り巡らされていた緊張の糸が、何本か切れたようだった。

「そうか、確かになるようにしかならないか。僕の方が少し心配し過ぎていたかな。君の意思を尊重するよ。申し訳ないけど、医者は心配するのが仕事というところもあってね」

「そうですよ。治験だってやってみないとわからないし、キャンプだってその時になってから体調で考えるから大丈夫ですよ」

そう話すYくんの笑顔は、確かにいつもと変わらない、子供のような笑顔だった。

そうだな、YくんはYくんなんだ。

看護師になることを夢見て、でも「今ここ」が一番大切で、将来の不安なんて笑って払いのけながら進むのがYくんの姿だったじゃないか。

確かに、医学的な面から見た未来は厳しい、心配もしたくなる。でも、それに向けてできることを準備しておくのが緩和ケア医としての僕の役割じゃないのか。僕がすべきことは、

Yくんの背中に不安を乗せることではない。彼は治験に向かおうとしている。その背中を押すことが、今日僕ができることだ。キャンプは……、直前にもう一度診察予約をしておこう。その時の体調で決めればいい。治験の条件にもよるが、ドーピングのように一時的に元気を出させる薬だってある。その準備をして、また待とう……。

そう考えて、じゃあ次の予約の日を決めようと話したその時、スマホを取り出そうとカバンに手を伸ばしたYくんの右首が少し腫れているのに、僕は気がついた。

「ちょっと待って、それ……」

と首のところを指すと、Yくんもああこれ、と首を撫でながら、

「これも二週間前くらいから腫れてきてるんですよ。これも転移みたいで」

と情けなさそうに言った。

僕は改めて、大学病院の医師から送られてきたCT画像を電子カルテから開き、右首のところを凝視した。

「これは……」

と、僕が画面を見たまま唸っているのを見て、Yくん夫妻も心配そうな表情で固まっている。Yくんの首のリンパ節は目に見える首の部分だけではなく鎖骨周囲のところまで広がっていた。

「先生、どうしたんですか。首のリンパ節がどうかしましたか」

「ああ、すみません。ええと……Yくん、さっきは大学病院の先生と治験についてもう一度相談するって話になりましたけど、やっぱりあれ、やめませんか」

Yくんの右腕

「治験をやめた方がいい、ってどういうことですか。だってさっき先生は、僕の意思を尊重してくれるって……」

Yくんが、僕の顔をいぶかし気に見る。彼の表情に疑問の色が浮かんでいた。

僕は、すぐには答えなかった。いや、答えられなかったのだ。言葉を、探していた。

確かに、治験に入って、その新薬が奏効すれば、彼の寿命は延びるかもしれない。しかし僕はそのとき別のことを心配していた。

それは右腕の麻痺だ。腫れたリンパ節の近くには、腕神経叢《わんしんけいそう》という腕を動かす神経がある。リンパ節がこのまま大きく腫れて、神経に障れば、右腕は動かなくなる。彼は看護師を目指しているのだ。学生だ。そして彼は右利きなのだ。腕が動かなくなることは、彼の希望をひとつ消してしまうことになるかもしれない。

「Yくん、正直に言うとね、君の首のところのリンパ節が大きくなってきた場合、もしかしたら君の利き手である右腕が麻痺してしまうかもしれないんだ。それを考えた時、僕は治験を受けるよりも、放射線治療を優先した方がいいんじゃないかと思うんだ」

「放射線治療……ですか」

そう言ってYくんは右手を開いたり閉じたりした。

「うん。腫瘍が大きくなって神経に触れれば痛みも出る。それから緩和するのは難しいことも多い。だから、症状が出ていない今のうちに放射線治療で進行を止められれば、痛みの予防にもなる。放射線治療を受けたら、しばらくの間、治験には入れないことになってしまう。でも、キャンプには間に合うと思う。おそらく三週間以内には終わるし、そうしてもらえるように放射線科の先生にお願いしておくから。キャンプには行けるようにするから」

この治療を熱心に提案する一方で、僕の頭は妙に冷めていた。ここで腕の神経を守ろうが守るまいが、彼はおそらく看護師にはなれない。それほどの時間は残されていない。

でもYくんらしく、楽観的に純粋に「看護師になる」ということを夢見ている彼に、その現実を突きつけていいのか？　という思いもまたある。

腕が動かなくなることは、身体のリアルをもって彼に現実を突きつけ続けるモノになる。動かない腕が「お前にはもう看護師の道はないのだ」と語る。それが嫌だった。

「そうだなあ……。腕が動かなくなるのは困るなあ。だったら、やっぱり放射線治療をまず受けた方がいいですかね」

「うん、絶対その方がいいと思いますよ」

「うーん。先生がそこまでおっしゃるなら。先生のこと信頼していますんで」

僕は滅多に「絶対」なんて言葉を使わない。その鬼気迫る態度に、Yくんもただならぬものを感じたのだろうか。

「すみません。奥さんもそれで大丈夫ですか？」

「ええ、私は。彼が決めたことであれば」

幸い、診察上も今のところは腕の神経の異常は無い。

「やると決まったなら、早く手続きしましょう。明日、放射線科の外来がありますから、予約取りますんで必ず来てくださいね」


そうしてYくんは治験にはいかず、翌日からうちの病院で放射線治療を受けることになった。平日は毎日病院に通ってもらい、放射線治療を受け続けるという治療だ。毎日、というところが面倒だが、一日に治療を受ける時間は一〇～二〇分程度。学校や職場の場所にもよるが、それらに通いながら治療を受けることも可能だ。

「思っていたよりも楽ですね」

と、次の外来で会った時Yくんは言った。胃や腸などの臓器に放射線が当たる治療と違い、Yくんの場合は本当に楽なはずだ。幸い、一か月の間に急速に大きくなった首のリンパ節は、それ以上大きくはならず、腕の麻痺も起きなかった。

＊

そして三週間後。

キャンプ直前の外来でも、Yくんの症状はそれほど変わりなかった。ただ、病気が進行していることは確かなようで、さらに体重が減ったと彼は話してくれた。そして、いつもと違うところは、今日は奥さんではなく、暮らしの保健室の及川が、Yくんに付き添っていることだった。

「今日はどうしても仕事が休めない、ってことで私が代理で付き添ってきたのよ」

及川の目は、何かを訴えている。「良くないんでしょ、Yくん」と言いたいのだろうことはすぐにわかった。そんなことは、及川に言われるまでもなくわかっている。

「あまり食欲がないんですよね。なんだかすぐだるくなってしまいますし。キャンプでは、あまり無理せずに、テント周辺のことと子供たちとのちょっとした遊びくらいにしてもらいますよ」

やはり「キャンプに行ってもいいですか」とは聞かない。

それもYくんらしいなと僕は思った。キャンプに行って安全かどうかを医者に伺ってみるとか、行くことの許可をもらえるかなんて発想がそもそもない。僕が止めるはずがない、ということも見透かしている。奥さんが同席しなかったことがその証左だ。二人の態度、すがすがしいほどだ。

「QOLはリスクを超える」という言葉がある。リスクは、ある。安全を重視するのだとしたら、ここでYくんを止めるのが正しいのかもしれない。でも、残された時間が限られた中で、「今ここ」を生きているYくんを止めるのは野暮というものだろう。Yくんの白眼が、少し黄色みを帯びていることも気づいていたが、それもあえて口には出さなかった。

「Yくん。また、心配し過ぎと言われるかもしれないけど、前にも言ったようにそれが僕の仕事だから言っておきますよ。もし、キャンプ中に具合が悪くなったら、すぐに救急車を呼ぶように。念のため、診療情報を書いた手紙を持たせるから。救急車で近くの病院に運ばれたら、これを見せて。あと、ドーピングみたいに元気を出すお薬があるので、それを使ってみようかなと思う。それが効けば、キャンプの間、今よりは少し楽に過ごせると思うよ」

「ああ、先生ありがとう。そんないい薬があるならもらっておきます。気をつけて行ってくるから大丈夫」

そう言って、彼は右手で処方箋を受け取り、診察室から出ていった。及川は結局一言も話さなかったが、ちょっとだけ診察室に戻ってきて、

「良かったんじゃない」

とだけ言って、またYくんの元へ戻っていった。あとは及川に任せておけば安心だろう。

ふーっとひと息ついたのち、僕はカルテに、

「**大腸癌、肝転移の患者。この二か月ほどで急速な病状の進行あり。黄疸の増悪などで救急受診の可能性あり。その場合は入院対応を要する**」

と、夜間帯に向けた申し送りを書いた。

8

安心して死にたいと言える社会
――松本俊彦に会う

吉田ユカ、そしてYくんの病状が少しずつ進行していく中で、僕はまだ「安楽死制度が日本にできた時、ひとりでも人が死なずに済む方法」について考えていた。

安楽死を望む人がいた場合に、そのままストレートに「では安楽死という解決策で応えましょう」というのが、どうも短絡的で、それ以外に解決方法はないのかと悩み続けていた。

幡野に会った時に言われた、「安楽死制度はいらないんだってしてしまったら、それは自殺に流れるだけだし、それ以上に苦しむ結果になる」という言葉が頭に引っかかっていたのだ。

仮に、安楽死制度ができた時、それを使わずに済ませようとするなら、使用できる条件をベリーハードモードにすればいいんだけど、それで自殺者が増えるのだとしたら本末転倒だと思うのだ。僕が考えていることは、**安楽死制度があろうがなかろうが、自発的に死に向かおうとする人を一人でも減らそう**ということに他ならない。それならば、いま現在自殺対策に取り組んでいる精神科の医師に話を聞くことで、ヒントが得られるのではないだろうか。

そこで、ツテをたどってみたところ、ある人を通じて国立精神・神経医療研究センターの精神科医、松本俊彦先生を紹介してもらい、インタビューできることになった。

JR新小平駅を降りて、夜の住宅街を抜けた先に、これまた漆黒に包まれた建物があった。それが国立精神・神経医療研究センターだ。松本に指定された建物に入り、案内をされた研究室で待っていたところ、

「いやいや、前の打ち合わせが長引いてしまって。お待たせしました」

と言って現れたのが松本だった。薬物依存や自傷が主な専門ではあるが、自殺に対する著作も豊富にある。また自殺対策に関する考え方を以前に講演で聞き、その考え方に感銘を受けたというところもあり、今回インタビューをお願いしたのだ。

まずは、幡野が言っていたことに関連して、最近の自殺者数の推移について尋ねてみた。

「安楽死制度がなくても、自殺をする人が増えるだけではないか？　という話がある。でもいま、自殺者は減ってきていますよね。自殺をする人が減ってきているというのは、社会が良くなってきているとか、そういう話なのでしょうか」

近年、自殺者数は年々減少している。

警察庁のデータによると二〇〇三年の約三万四千人をピークに、特にこの一〇年ほどで急激に減少し、二〇一九年にはその数を約二万人まで減らしてきている。人口当たりの自殺率についても、一九七八年に統計を取り始めてから最低の数値となっている。ただし、先進国

の中ではいまだ高めの数値であることも事実だ。また二〇歳未満の自殺率について見ると逆に、二〇一九年は一九七八年以降最悪の数値となり、若者の自殺が大きな問題としてあることも指摘されている。松本は、この現状について、

「自殺の対策と、数の減少の因果関係を証明することはできないんですが、おそらく一番影響しているのは、人口動態的な影響だと思っているんです。二〇〇三年に自殺者が三万人を超えた、あのときに自殺をした層というのは団塊の世代なんですね。いま、それから一〇年以上たって、それらの世代がかなりストレスの激しい職場を離れてきたということ、そして他の病気で亡くなる方が出てきたことなどで、その世代の人口ボリューム自体が減ってきているることが数値に影響しているのではないかと考えています。実際、若年層や女性についてはいは変化がない、むしろ若年者は上がっているというのが現状です」

と、分析した。

「では、先生から見た自殺を取り巻く現状は、過去と比べてそれほど良くなっているというわけではないということですか」

「私としてはそう思っています」

そうなのか……。

「自殺者数が減っている」というところだけを見ると、一見、社会が良くなって死にたくなる人が減っているということなのかと思ってしまいがちだが、それは違うんだな……。だと

したら、今の日本で安楽死制度ができたとした場合、その制度を使用する人が殺到する可能性はやはり十分に考えられる。

「そもそも人はどういったときに、死にたいと思うものなのでしょうか。癌の終末期近くに『もう終わりにしたい』ということを言われることは時々あるのですが、安楽死を望む人というのはそれよりもっと前の時期から『死にたい』とおっしゃる傾向にあると思っていて」

するとと松本は少し考えて、

「たとえば、中高年の男性が死にたくなる理由って割と明確なんですよ。経済的に追い詰められたり、すごく名誉を辱められたって感覚。その中で、一種のハラキリ的な発想、あるいは、みじめな姿になる前に人生を終わらそうって考えとか、生命保険で家族がなんとか暮らせるようになるとか、ある意味でストーリーを想像しやすい動機。だから経済が少し良くなってくるとかの要因があれば、自殺者が減るんです」

と答えた。なるほど、ハラキリ的な、ね。それは何となくイメージできる気がする。しかし松本は、別のタイプがあって、と続けた。

「若年者で多いんですが、特に理由はないんだけど『死にたい』を繰り返す人たちがいるんです。注意しないといけないのは、この一見何も問題がなさそうな人たちの中に、たとえば幼いころ性的虐待を受けていて、自分はこの世に存在しちゃいけないんだとか、自分には価値がないから人に助けを求めてはいけないんだっていう信念をもっている人たちもいる。

でも、我々が調べうる限り、本当に何の原因もないのだけど『死にたい』という人もいて。そういう人は、精神科的診断名もつかないんですよね。『死にたい病』としかいいようがない。そう簡単に死に向かって行動するわけでもないんだけど、冗談では言っていないよな、ってこともわかる。それで、何年かに一回くらい、ヒヤッとするような自殺行動を起こすこともある。だから、ずっと前から死にたいと思っていたという人が存在することは間違いない」

理由はないけど死にたい、と願う人たち。

自分でも理由がわからないし、わからないがゆえに、苦しいとか助けてほしいとかも言い出せない中で、死に向かっていく人たちもいる。そういう現実がある中で、安楽死制度ができた場合には、誰にも助けを求められないままに死の方向に行ってしまう可能性があるのではないか、と考えを深くする。

そのような「死にたい病」の人に対して、松本は普段どのように接しているのかが気になった。

「助けを求められない、言葉にできない人に対し、アプローチしていく方法があるんでしょうか」

「それは、かなり積極的にまた会いたいとかね、そういうことを伝えていく」

松本は優しい顔で答える。

「そういう他にないんですよね。もちろんそれでも響かない人もいるけれど。だから、助けてと言えない人に対する対策としては、『周りの気づきの感度を高める』という取り組みが精一杯です。ただ、それでもなお、私たちの声が届かないようなところに潜んでいる人たちも存在しているはずで、その意味では、現実的には解決不能な面もあります。特に安楽死とか、それを知ったら飛びつくような人は、我々の視野の外側にいるような気がします」

視野の外側にいる……。それはそうかもしれない。ただ、我々の視野の外側にいたとしても「誰かの」視野の中にはいるんじゃないのか。だからこそ「周りの気づきの感度を高める」ということが大切なんじゃないだろうか。

「松本先生は、そもそも安楽死制度が日本でも実現することが可能だと思いますか」

「僕は、安楽死が、ひとつの解決策としてあるということについては全然否定しないんですよ。安楽死だけではなく、自殺もそうです。確かに私は自殺予防の仕事にも関わってきましたが、自殺が絶対ダメとも思っていないんですよ」

へえっという思いだ。僕も、安楽死については慎重な立場で、その仕組みが使われないように活動しているわけだけど、安楽死という解決策は否定しない。松本も自殺対策に携わりながら、自殺を否定しない。それはとても興味深かった。

「他に選択肢がどうしても無かったら、最後に自分でコントロールできるのは自分の命だけなのかなって。追い詰められた人とか、様々なトラウマを生き延びてきた人というのは無力感に襲われているんですよ。自分は何一つ変えることができない、どれだけ頑張ってもダメだと。最後、自分が意志によってコントロールできるのは、自分の存在だけではないか、ってなっている。そんな時に、自殺っていう選択肢があったり、より安全に実施できる安楽死っていう方法があったりするのは悪くないと思うんですよね」

松本は以前から講演などで、自殺をしたいということを意志として出している人たちに対して、「自殺を止めましょう」とは言うものではないということを訴えていた。

「僕は松本先生の講演での発言を伺うまで、自殺は止めないとならないと思っていました。でも、止めようと思っても止められるものではないんですね」

「そうですね。ただ、自殺をしたいという意思を示してくれれば、『あなたが死にたいほど苦しんで、追い詰められているってことを、私は知っている』という、その証人にはなれる。もしよければまた次も、話を聞かせてくれるかなっていうね。

何も問題は解決しないんだけど、その人が生きていたことの証人にはなれるような気がするんです。誰も証人がいない人生よりも、少なくとも一人は生きていたことの証人がいる人生のほうが少しはましじゃないかなと思ったりするんですよね。僕らは万能ではないし、解決できない問題もいっぱいあるので……」

「いま先生がおっしゃったのは、仮にその人が亡くなってしまったとしても、誰もその人のことを知らなかった、ということではなく、少なくとも私はあなたの生き方を見ていたよ、っていう人生のほうがいいんじゃないかということですか」

「うん。でもできればまた来週も会いたいな、と伝える。そうやってずるずる延ばそうとしているんですけど。でも、僕ら医療者の自殺予防のアウトカムとして『絶対に死なせない』っていうだけではなく、『寿命を延ばす』っていうアウトカム、たとえば自殺するまでの時間を一週間延ばしたってだけでも、それはいいんじゃないかなと思うのですよね……」

「自殺は止めることが最優先で、場合によっては病院に入院してもらって、隔離や監視をして、自殺をしないようにするというのが普通なのかと思っていました」

そう言うと松本は、そうだよね、そう思うよね、と身を乗り出してきて、でもね、と言った後、

「自殺したいと思っているから入院、ってすると何が起きるかと言うと、**死にたいの向こう側の困りごと**について話し合うチャンスがなくなってしまうんですよ。『死んじゃだめだよ』って説得するんじゃなく、何で死にたいのかを聞いてくださいってことなんですけど、それができなくなっちゃう」

と、精神科における入院の問題点について語り始めた。

精神疾患の場合、自殺をする恐れがかなり高いときや他の人を傷つける恐れがあるほど錯

乱しているような状態の時に、精神科医の診察の上で強制的に入院させることができる制度がある。もちろん、状態が落ち着けば退院できるのだが、そもそも入院させられるのが怖いから、本当に死にたいと思っている人が、その気持ちを隠すようになってしまう、と松本は言う。

たとえば、うつ病で自殺行動を起こして入院となる、隔離室に入る、という人がいるとする。そしたら、その人はたいていすぐに元気になる。「あの時はどうかしていました。やっぱりうつだったんですね。でも今はもう大丈夫です」って一生懸命に元気さを訴える。それで精神科医の方も安心して、元気になったから退院にしましょう、とすると、その後すぐに自殺行動をすることがある。

「結局、僕たちがムキになって相手をコントロールしようとするほど、相手の心は逃げていって、本当の話ができなくなって結果的に自殺予防ができなくなるんですよ」

安易に、なんでもかんでも入院させれば済むわけではなく、一方で入院させないと本当に危ないケースもあり、その見極めが本当に難しい、と松本はため息をついた。

安楽死をしたい人に、安楽死で応えるべきなのか

「僕は、安楽死をしたい人がいた場合に、その解決方法としてそのままストレートに『安楽

死を提供しよう』って応えることに対し、すごく違和感を持っているんです。本当に、それしか解決方法はないいんだろうかって」

僕がずっと悩んでいたことについて松本に尋ねてみたところ、松本は自死患者に関する「心理学的剖検」を行った時のことを話してくれた。「剖検」とはすなわち解剖のこと。「心理学的剖検」というのはまるで解剖のように、社会的な要因を含む自殺の原因や背景、また自殺に至る経緯や、自殺直前の心理状態などを把握することを目的に、自死遺族に対する聞き取り調査を行うものである。

それは医師にとっても、遺族にとっても、心理的負担が大きな作業ではあるが、少なくない遺族が、故人の遺書や写真、自殺直前までの家族や恋人とのメールのやり取り、インターネットの閲覧履歴といった情報を提供してくれ、それら資料と遺族の語りを通じて、故人が自死に至る直前に見たであろう光景を追体験させてくれるのだという。

「その中でいくつか気になることがありました。それは、自殺で亡くなった方の中には、相当数、『**迷っている人**』がいるんじゃないかってことなんですよね」

たとえば、朝起きて遺書を書いて、その日の夕方に自殺した、単身生活の初老の男性がいたとする。しかし、記録を辿っていくと、その方が午後に出かけていることがわかる。それで出かけて何をしているかというと、ドラッグストアに寄ってボディソープを買った記録が見つかる。そして、そのあとかかりつけの内科の先生のところにいって、糖尿病の常用薬をもらったりしていることがわかる。

「でも、ボディソープも糖尿病の薬も、今日死ぬ人にとっては必要ない気がするんだよね」

また、ある飛び降りの名所に呼ばれて行って、ここでの自殺対策に協力してくれと言われたときの話も松本は教えてくれた。

「そこで飛び降りた人たちを撮影した、監視カメラの映像を見てくれっていうんですよ。まいったなって思ったけど、見たんですよ。そしたらね、飛び降りる前に身支度を整えて、ずっと逡巡して逡巡して、最後には飛び込むんだけど、みんな最後まで何か握りしめているんですよね。何だと思いますか」

松本の不意の問いに、僕は沈黙で返す。正直、見当がつかない。すると松本は、自らの手の中にそれを持つような仕草で、

「……それは、携帯電話なんですよ。人とつながるためのツールでしょ、携帯電話って。何度もそれに視線を落とす人もいる。最後はそれも海に投げ捨てて自分も飛び込むんだけど、そういうの見ていると、本当にみんな迷っているんだなっていうのが見えるのね」

と言い、細くため息をついた。

僕はその映像を見たわけではないので、鮮明にその姿を思い起こすことはできない。

でも、漆黒の海が眼前に広がる中で、手の中にある携帯電話……。もし、その瞬間に誰か

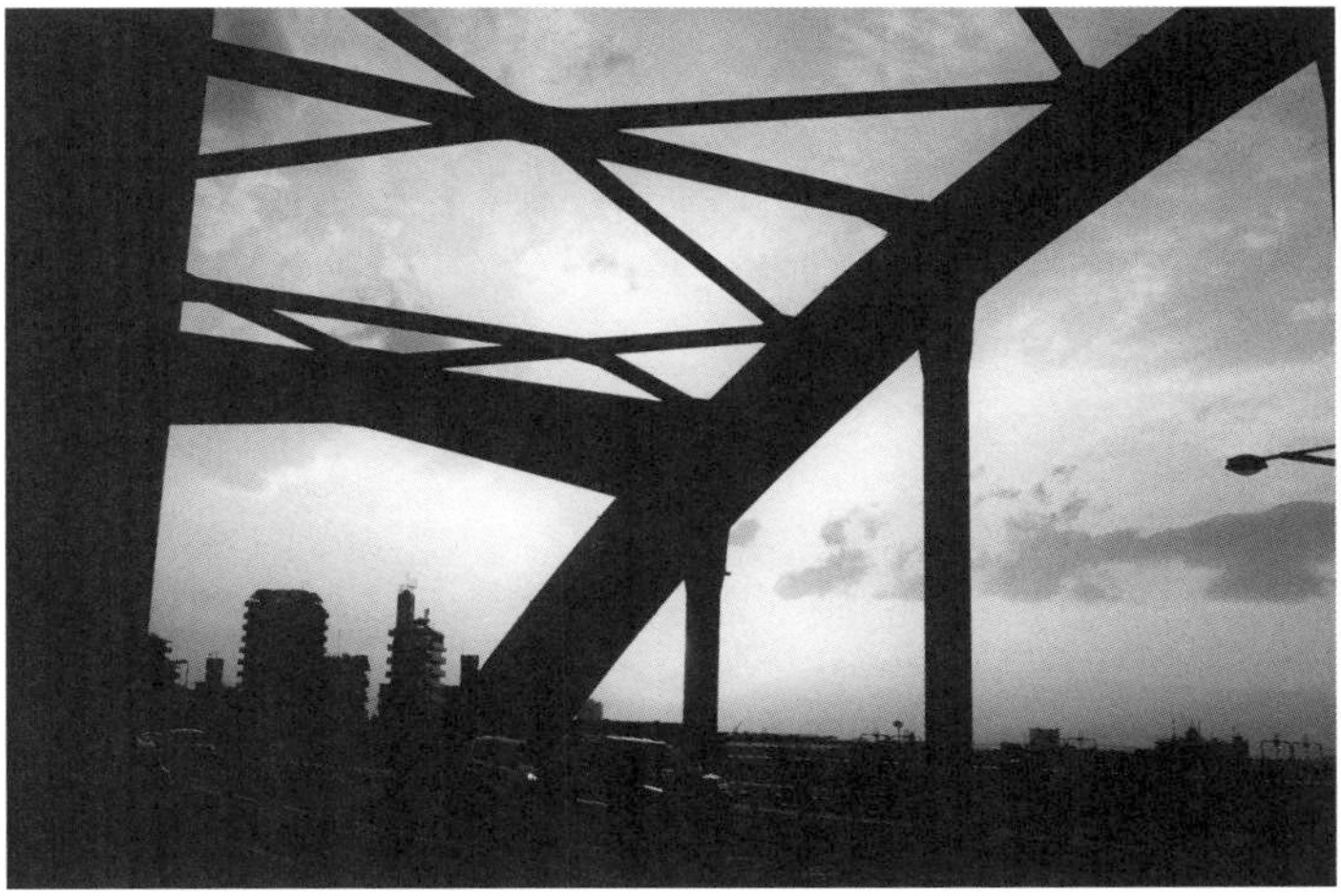

から着信があったとしたら……やはりその人は電話に出たのだろうか。吉田ユカも、海に飛び込もうとする前に手にしていたのはやはり携帯電話だった、ということを思い出していた。

「確かに、生きているのもこの上ないくらい苦しいと思っているから死のうとしているんだろうけど、それでも人は迷うんだなって思ったときに、安楽死を求める方々は迷わないんだろうか、って思ったのね。確かに、安楽死という方法だからこそ迷いを断ち切れるのかもしれない。でもそのときに、迷いを断ち切れる出口があることが、本当にその人にとっていいんだろうか、悪いんだろうか、とも思うのね」

世界的な自殺の名所である、サンフランシスコのゴールデンゲートブリッジでは、頻繁に警察官が巡回していて、飛び込みを図ろうとした人を発見次第、身柄を保護している。そして強引にその場から退去させるのだけれど、その人たちを五年から七年追跡調査して、どうなったかを調べた研究があるという。

「その結果、どれくらいの人が生きていたかというと、九二パーセントの人が生きているんですよ。もちろん、八パーセント亡くなっているというのは一般人口から考えればかなり高いのも事実なんだけど。でも単に警察に捕まって、そのあとに病院に運ばれるわけでもなく、自宅に強制送還されるだけの方々が、九割以上その後も生きていたっていう事実がね。それを考えたときに、安楽死のアセスメントって考えれば考えるほど難しいんじゃないかなって思うこともある。

スイスでやっている安楽死の実態って、もちろん現地を見ていないのでわかりませんが、海外から来て、数日そこで過ごして、ドクターと数回やり取りしてじゃあ薬で、ってそんなあっさりしたものでいいのかって思うわけですよ。もっとやれることあったんじゃないのかって」

松本は、その著書『もしも「死にたい」と言われたら』（中外医学社）の中で、「人はその最後の瞬間まで人の営みに関心を抱いている」というエピソードを紹介している。それは、橋からの飛び降り自殺の際、「海側に飛び込むのか」「街側に飛び込むのか」ということを調査すると、圧倒的に「街側に飛び込む」人が多いとのことからだ。つまり、何も見えない真っ黒な海を見ながら飛び込むのではなく、美しい夜景——人々の営みの煌めきに向かって、人はその身を投げていたのである。

「たとえばね、自殺の名所には『いのちの電話』の電話番号が書かれた看板が立っていたりするじゃないですか。自殺を決意してその場にやってきた人が、その番号に電話をかけ、電話の向こうで相談員が、自殺を決意した人の苦痛に満ちた人生の物語を傾聴してくれたとする。そうやって、自分の物語を話し、自分が生きた証を誰かに伝えるってことは、まだどこかに生きることへの未練があるからなのかもしれない。そして、全員ではないにしても、多くは話しているうちに自殺の決行を延期する。

そういった意味では、安楽死を求めてきた人の中に、やっぱりもう少し関わりを持たなければならない人たちがいる可能性はあって。しかもそれは一回の面談でおしまいとかそういうレベルでもなく、人によっては何週間とかのお付き合いの中で、見えてくる人は見えてくると思うんです」

人は最後まで、迷い、人とのつながりを求めている。

そこに、「安楽死制度があっても、安楽死をする人を無くす」ためのヒントがあるのではないかなと思う。

最後に、松本が考える「理想」があるのかどうかについて聞いてみた。

「安楽死や自殺を限りなくゼロにするための理想の社会の状態って、あると思いますか？」

松本は首を振りながら、答えた。

「僕は、自殺したい人がゼロになる社会っていうのは想像できない気がするんですよ。自殺の背景にはもちろんいろんな要因があるんだけど、その中に少なからず、格差や孤立という問題があると思っているんですね。

たくさんの人間がコミュニティをつくっている中で、まったく平等って絶対にいかないじゃないですか。経済的に平等にすることは可能でも、異性にモテるモテないとか、勉強できるとかできないとか。現実問題として、『愛』は決して平等に与えられるわけではないし、人って常に周囲と自分とを比べて、その差を確認しながら生きることが避けがたいわけですから」

と、悲観的だが現実的な意見を述べたうえで、でもね、と言い、

「人生終わりにしたい、と思っている人たちに、少しでも関われるチャンスを作るには、どうしたらいいかってことはいつも考えている。僕は、『安心して死にたいと言える社会』が必要だと思っているんですよ。死にたいと言ったからといって、説教されたり、叱責されたり、否定されたりするのではなく、『もう少し話を聞かせて』っていう人がいて、その人に関心を持って、その人の物語の証人になろうとする人がいる社会だと思っているんですよ。

その中で、安楽死の肯定的な意味を見出すとするならば、解決可能な問題を持ちながらも

死にたいという方が、安楽死を求めるために訪れてくるような気はするんですよ。それによって、もしかしたらこれまでなら衝動的に自殺してた人に僕らが関われるようになって、そこで少し救われていって、死以外の選択肢に向かっていく人が出てきたりするんじゃないかって気もするんですよね。安楽死という窓口があるからこそ」

と述べた。

なるほど、「**安心して死にたいと言える社会**」……。

その社会の窓口のひとつとなるのが安楽死制度であり、そこで関わりが作れるシステムにすれば、「安楽死を求める人に安楽死で応える」以外の選択肢が生まれるかもしれない。

自殺をしたい人が誰にも助けを求めないまま死んでいっていたのが、安楽死があるから、こちらのほうが楽だと考えて流れてくる。

「それで自殺がゼロになるわけではないと思うけど、少なくとも関われますよね。今までの自殺予防で関われなかった人に関われる可能性があるんですよ。そう考えてみると、すごく画期的なチャレンジではないかと思います」

9　もし未来がわかったなら

Yくんは、キャンプから無事に帰ってきた。

キャンプから二週間後、外来に現れたYくんは、いつもの笑顔で、

「本当に行けて良かったです。子供たちも喜んでくれて。先生のおかげで、食事も少し食べられるようになったし、元気も出たような気がします」

と言った。

右腕の麻痺も、まだ起きていなかった。放射線治療の効果はきちんと出ているようだ。

「あの子供たちは、やっぱり僕のこころの支えですね。秋になったらまたイベントがあるんです。その時、また会おうねって話をしていて」


僕も笑顔で話を聞いていた。

Yくんの瞳は、以前よりも黄色味を増している。肝臓の機能は確実に落ちている。また、検査ではお腹に水がたまり始めているのも確認されていた。「腹膜播種《ふくまくはしゅ》」という、癌細胞がお腹の中に散らばってしまっている状態だった。

——先日、奥さんにだけ来てもらって、詳しい病状を伝えた。

「本人にはどう伝えるべきだと思いますか。僕は迷っています」

と正直に奥さんに伝えたところ、奥さんは下を向いて、

「言わないと、ダメですか」

という答えを返してきた。

「普通は、本人のことだから、本人に伝えるんでしょうか」

「そうですね、本人に伝えるのが普通です」

「でも、彼はこれまでも、あまり悪い話……というか未来の話を聞きたがらなかったですよね」

「ええ、いつもはぐらかされていました。だからこうやって、奥さんだけに来ていただいたのですが」

「だったらそれが、本人の気持ちじゃないですか」

「うーん……」

Yくんは、「今ここ」を生きる人だということは、以前からわかっていたことだ。

でも、看護師になりたいという夢や、キャンプの子供たちと過ごす時間など、未来のこと

を考えていないわけじゃない。それに、奥さんと過ごすこれからの時間も……。僕は医師として、知りうる情報をきちんと提供しないと、Yくんが望む生き方に影響するのじゃないだろうか、と悩んでいた。

「彼は」

と奥さんが話し始めた。

「彼は、看護師になりたいって言っていました。私もそれを応援して、これまで来ました。でも、もうその夢を叶えることはできないということですよね。それでも先生は、これまで彼が夢に少しでも近づけるように先回りして考えてくださったと思います。この前の放射線治療もそうですし、キャンプのこともそう。私たちに、早いうちから暮らしの保健室を紹介してくれたことが、本当に支えになったと思います」

僕が、Yくんに提案してきたことが、この局面において大きな力になっていると奥さんは教えてくれた。

医者が患者や家族にできることは、薬を処方することだけではない。暮らしの保健室や、それを通じた社会資源、今回で言えばキャンプといった「人とのつながり」を処方することも、その人を元気づけるのに意味があることがある。

こういった、薬ではなく「人とのつながり」で人を健康にしたり、孤立を防いだり、生きがいを取り戻したりする方法は「**社会的処方**」と呼ばれている。「癌になった方々は、いろんなものを喪って孤立していく」ということを嘆いていた及川が、イギリスでの社会的処方という記事を見つけて僕に教えてくれたことから、暮らしの保健室がつなぎ役になって、患者に最適な地域資源があれば、つなげていこう、という仕組みを作ってきた。

その取り組みが、少しでも役に立つようになってきたのであれば、これは嬉しい。及川も、きっと喜ぶだろう。だけどそのつながりが、Yくんの予想しない形で断ち切られるのは、やっぱりよくないのではないだろうか。

「わかりました、奥さん。でもね、僕はYくんにもう一度聞いてみたい。実際の自分の状況について知りたいかどうかということ……。それだけでもまずは確認させてもらえませんか」

「まずは確認だけ……」

「そうです」

奥さんはふーっと大きく息を吐いた。

「わかりました。でも、彼が何と言うか……難しいような気がしますけど」

という会話を、先日したばかりだったのだ。

Yくんは、予想以上に頑張っている。

薬や放射線治療の影響もあるし、若いからということもあるのだろうが、大学病院の主治医や僕の予想に反して、体力の低下がそれほどあるように見えない。癌だけは進行している所見が見えているのに、本人の見た目とのギャップがあることに、医者としてはちょっと不安になる。

余命の見積もりも、かなりしにくくなってきている。この数日も危ないですか？　と問われれば、それは否定できないし、一方で夏を越せますかと言われれば、その可能性もあります、という感じだ。「Yくんへ、病状について話をしたい」と奥さんに言っておきながら、肝心なところは僕の中でも曖昧だった。それでも意を決して、

「Yくん、ちょっとこれからのことについて話をしておきたいのだけど」

と彼に言うと、

「これからのこと？」

と、不思議そうな顔で答えてきた。

「うん。これまでも何度か話そうかと思ってきたのだけど、君の病状についてのことと、それを踏まえてこれからどう過ごしたいかということについて。ただ、話す内容にどうしても悪い話が含まれるかもしれないから、それを知りたいかどうか、ということになるのだけど、どう思いますか？」

と、奥さんと約束した通りに、まずは知りたいかどうかについて尋ねてみる。これまで、彼がずっとはぐらかしてきた質問だ。

「先生、僕は今、元気なんですよ」

「そうだね。今は元気そうに見えます」

「だから、今できることをするから大丈夫ですよ。それに、何かあったら先生がなんとかしてくれるんでしょ」

「それは、病状については知りたくないということですか？」

「いや、病状については知りたいですよ。でも、今後のことってなるとな……」

「じゃあ、ちょっと先に病状のことについて説明させてください。いいですか？」

ちらりと奥さんの方に目を向けた後、僕は電子カルテの画面にCT画像などを映し出して、今の病気の広がりについて説明した。

「なるほど、そうですか。結構広がってしまっていますか」

「そうですね。結構広がってしまっています」

「まあ、自分の体を見ていれば自分でもわかりますけどね。黄疸も強くなってきていますし」

そうだ、彼は看護学生なのだ。

勉強は道半ばとはいえ、多少なりとも医学知識はある。

「そこまでわかっているのであれば、今後どのように過ごしていくかということも考えられるのではないですか？」

そう僕が言うと、Yくんはうーんと唸った。

「考えられますよ。考えてますよ。でも、僕がこれからどうなるかはわからないでしょう。なったときに考えればいいですよ」

いつもの答えだ。

「でも僕は、それで万が一、万が一の話ですが、あなたが急に具合が悪くなった時に後悔するんじゃないかと心配なんです」

と、僕が言葉に熱を乗せて放つと、Yくんはきょとんとした顔をして、ちょっと笑い、

「いや先生、ありがとうございます。でも大丈夫です。さっきも言いましたが、いざとなったら先生が何とかしてください。それで、あとのことは妻に任せます。これまでもずっと妻に頼りきりの人生だった。最後まで頼り切るしかないですね。先生と、妻に任せます」

どうしてそこまで、何の疑念もなく、信頼を解き放つことができるんだろう。自分の身体、自分の人生のことなのに？　奥さんの方を見ると、だから言ったでしょう、とでも言わんばかりの顔。なんだか僕は恥ずかしくなってきた。

「それとも、未来のことがわかったら、僕は強くでもなれるんですか」

僕は絶句した。

強く、なれる……。そんなことのために未来について話したかったわけではない。ただ、少しだけ怒りの色を帯びてきたYくんの言葉に、僕はこれ以上この話を続けることを諦めた。

「わかりました。ではまたその時その時で相談していきましょう」

Yくんに聞こえないよう、小さくため息をついてそう言った僕に、

「はい、これからもよろしくお願いします」

と、いつもの笑顔でYくんは返してくる。

「あ、ただひとつだけ言わせてもらうとしたら」

と、荷物をまとめながらYくんは、

「なるべく家では過ごしたいですね。生きたい、という気持ちはあるけど、まあここまできたら死ぬのも仕方がない」

と言って、診察室を出ていった。

＊

しかし、その二週間後、Yくんは緊急入院をすることになった。

肝臓のところにあった癌が大きくなり、黄疸が悪化し、お腹の痛みも出てきたことで自宅で動けなくなってしまったのだ。

「いや、先生。この前診察してもらったばかりなのにすみません」

夜間に救急で受診したYくんは、翌朝病室を訪れた僕を見つけて、ベッドに起き上がりながら言った。当直医の処置が良かったようで、痛みの症状はもう落ち着いている様子だった。

「これなら、すぐにでも退院できそうですよ」

と、Yくんは笑顔で言った。しかし、問題は痛みだけではなかった。

「食べられないですね……」

入院の次の日、痛みが出てこないことを確認してから始めた食事だったが、Yくんは一割くらいしか食べられなかった。水分もあまり摂れなかったため、点滴は続けざるを得なかった。このまま栄養や水分が摂れない状態が続けば、Yくんの衰弱はさらに進んでいってしまう。ただ、状態を回復させる方法はもう残されていなかった。

結局、入院から一週間が過ぎても食事の量が回復しなかったYくんは、救急病床から僕らの緩和ケア病棟に引っ越しとなった。救急病床だと、面会時間に制限がある。それだと仕事をしている奥さんや、息子の入院を聞いて九州から駆けつけてきたYくんの両親が自由に来られないことが引っ越しの一番の理由。そしてYくんから、

「飽きた」

という言葉が出たことがもう一つの理由だった。

「先生、前にも言っていたように、僕はなるべく家で過ごしたいんですよ。確かにご飯は食べられないけど、入院する前もそんなに食べてなかったですし。せっかく症状が楽になったんで、もう帰りたいんですが」

「わかりました。じゃあ、退院に向けて緩和ケア病棟で準備をしましょう。自宅に帰っても、身の回りのことや医療的な面でのサポートをしてもらうために、訪問看護師を手配する必要があります。それと、今後は僕らが往診するという形で診させてほしい」

「先生が、家に来るということですか？」

「通院の負担もあるし、もし何かあった時に、今回みたいにすぐ入院というのではなく、往診で解決できるなら、その方がYくんの希望に添うかなって」

「確かに、そうですね。じゃあ、それでお願いします」

＊

Yくんが武蔵小杉のマンションに戻る日は、その夏で一番、蟬の鳴き声がけたたましく響く日だった。本当にこんなに暑い日に帰るのか、と確認したが、

「エアコンあるし、大丈夫ですよ」

と、Yくんに一蹴された。

退院の翌日、僕が訪問診療に行ったとき、Yくんは歩いて玄関まで出迎えてくれた。

「家の中くらいは歩けますよ」

そう言って、壁をつたいながらリビングまで案内をしてくれたYくんの脚は、鉛でもつけているかのように重そうに見えた。奥さんも、ゆっくりと後ろをついて歩いていく。介護休暇をとり、しばらくはずっとYくんに付き添うことにしたと聞いた。

実の両親は、と尋ねると、武蔵小杉にあるホテルにしばらくの間滞在する予定だという。

「毎日のように来ては、心配して帰っていくんで、ちょっと面倒ですけどね」、とYくんは心底困ったという顔で苦笑いした。

「でもやっぱり病院よりは家のほうが快適ですよ。体調も変わりないですし。食事は食べられませんが、アイスを少しずつ食べてます。妻が、下のコンビニでいろいろ買ってきてくれるんですよ。このままいけば、全種類コンプリートできるかも」

といって、ソファに横になるYくんは子供のように悪戯っぽく笑った。ただそれは、いつものYくんのような力強い笑顔ではなかった。

「なんだか、薄い」と僕は感じた。彼の存在自体が、薄い。リビングに差し込む強い日の影にあたって、暗く見えただけだろう。そう思いたかった。その一方でもしかしたら、次はもう会えないのかもしれない、という思いもよぎった。

「先生、そういえば安楽死のこと……」

「うん？　安楽死？」

うっ、ここにきてその話題なのか……。

「あれ、無しにしてくださいね」

と、Yくんは宙を見ながら言った。

「以前、先生を困らせてしまったことがあったでしょう。及川さんにも相談して、いつか先生に言わないとなあ、と思ってたんです。でも、自分の中でもあまり整理できなくて……」

僕は、空に向かって独り言のように話すYくんの、次の言葉を待つ。

「楽には生きたい、ってずっと思ってました。でも今、予想していたよりも楽なんですよね。それに、キャンプの子供たち。今週、何人かうちに来てくれるんですよ。妻に伝えてもらったんです。ほら、秋のイベントには行けそうにもないから、って連絡した時。もう一度会いたいなあ、って僕が言っていることをね」

だから、その前に死なされてしまったら困るんです、と言ってYくんはようやく僕の方を見た。Yくんが子供たちに会ったのは一か月半ほど前。その時とは大きく、Yくんの容姿は変わってしまっている。いくら子供といっても、気づかないはずがない。それを見せて大丈夫なのだろうか……と少し心配になった。

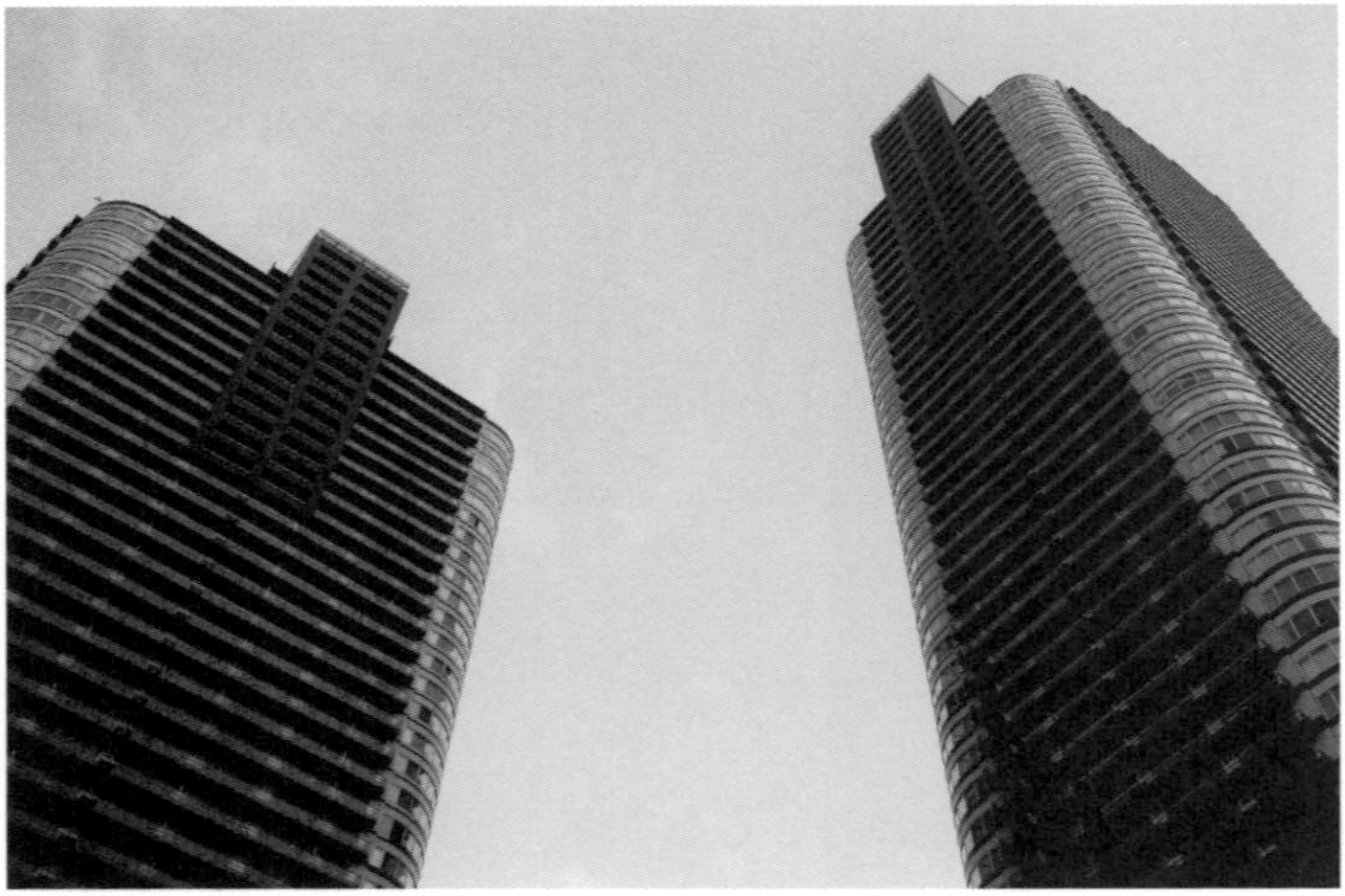

でも、それもYくんらしい。

最近僕はようやく、Yくんは「**委ねる人**」なんだな、ということが少しわかったような気がしていた。それだけ世界を信頼しているんだろう。僕に委ねる、奥さんに委ねる、そして運命にも委ねる。子供たちの思いも、信頼して委ねる。Yくんが「会いたい」と思う気持ちはYくんのもの。彼に会った子供たちがどう感じても、それは子供たちのもの。「僕の知ったことじゃない、なるようになりますよ」と、彼は言いたいのだろう。

「子供たちに会えるのが、楽しみなんですね」

僕はいささかの沈黙の後に、ゆっくりと言った。

「ええ、楽しみですね」

Yくんはまた上に向き直り、軽く目をつむった。

「日本の場合は、その人が死にたいと思って、安楽死制度があったとしても、周りの人たちに支えられていれば、選ばないと思うんですよ」という宮下洋一の考えは、少なくともYくんにとっては真実だったのかもしれない。

「来週はまた、僕も来ますよ」

と言うと、Yくんは横になったまま軽く手をあげて返した。

マンションから外に出ると、むっとする熱気が襲ってきた。

エントランスの周辺では、子供たちが汗だくになりながら走り回っていた。このマンションの子供たちだろうか。振り返って、天高くのびるマンションを見上げる。夏の日差しを浴びて輝く、この近代的な箱の中で、今まさに死に向かっていこうとしている人がいることなど、この子供たちはもちろん、他の誰も知らないのだろう。

僕はマンションに向かって、手を合わせ、そして往診車に乗り込んだ。

10　少し先の未来がつなぐもの

Yくんの具合が少しずつ悪くなっていったとき、吉田ユカもまた、体調を崩してきていた。ユカと約束していた元々の外来日はもう少し先だったのだが、電話で予約を取り直したらしい。朝、外来予約一覧で彼女の名前を見つけ、「ついに来たかな」と僕は思った。

外来に現れたユカは、以前に会ったときよりさらにいっそう痩せていた。長く歩くことは難しく、外来のベッドで横になって診察を待っていた。

「先生、もう限界になりました」

と、ベッドサイドに来た僕に彼女は言った。

「前回の外来から、できる限り楽しいことを見つけながら過ごしてきました。ほら、先生の本を読んで、そう思って。でも、もう限界です」

「もう限界だと、感じているんですね」

「そうですね。食事をとっても、吐いてしまうことが多い。お腹は張っていますが痛みはないんです。ただ、背中が痛みます。今は何とかトイレには行けています。でもそれもすぐにできなくなりそうで……。だからそろそろ……」

「そろそろ？」

「終末期の鎮静について御相談したいと思って来ました」

やはりその相談か、と僕は言葉に詰まった。

たしかに、ユカの体調の変化や、病状を考えると、残された時間がだいぶ短くなってきていることは確かだ。短い付き合いではあるが、彼女のこれまでの背景や考え方を踏まえれば、「もう眠って過ごしたい」という希望もわからなくはない。ただ、これから入院して一緒に看ていくスタッフはどうだろう。Aさんのときのことが頭をよぎる。

「私たち看護師も、今日彼女や夫が転棟してきたばかりで、お二人の思いや人となりすらわかりません。それなのに、今日眠らせてしまうというのには賛同できません」

あのときスタッフが言ったこと。それも当然の思いだ。そして、Aさんのときは結局、鎮静を半ば暴力的に押し進めてしまったがゆえに、Aさん本人も、夫も、そしてスタッフも、みんなを傷つけることになった。それを繰り返したくはない。

「もう、今日入院したいということで良いですね」

僕はユカに尋ねた。

「はい、そのつもりで来ました」

「それで、入院したらもう眠ってしまいたいというご希望ですか？」

「そうですね。できれば」

僕は、うーんと言った後、沈黙した。Aさんの時のような失敗を繰り返したくない。その医療者の思いを、ユカを傷つけない形で、どうやったら伝えられるのだろう。言葉を、探していた。


「吉田さんは、今でも『歩けなくなったら眠りたい』と思ってらっしゃる？」

「そうですね」

「でも、まだトイレまでは歩ける……」

「ええ、でもそれもすぐにできなくなると思います。歩けなくなって、トイレに行けなくなってからでは遅いんです」

また僕はうーんと言いながら長考に入った。この会話中、僕はずっとうんうん言っている。僕が言っているのが、言葉尻を捉えて何とか鎮静をかけない方向に持っていきたいがための屁理屈だということはわかっている。そんなことでユカの気持ちが変わるはずもない。


長い沈黙のあと、行きつくゴールもわからないまま、僕はひとことひとことを探るように選びながら、口を開いた。

「僕はね、吉田さんのおっしゃることはわかる……。たしかに、以前に鎮静のタイミングについて約束もしました。でも……、今の医療の常識として、いまの状況が鎮静の適応になるかといわれたら、少し違うと考える人が大半だと思います。僕は納得できても、緩和ケア病棟のスタッフが納得できるかわからない」

そして、また少し沈黙をおいた後、

「だから、お願いします。僕らと……対話をする時間をくれませんか」

まさに絞り出した、言葉。患者にこんなことを「お願い」するのは初めてだった。

そう、僕は「あなたが苦しんでいる時間を、そしてユカがトラウマを抱えている病院という場所で過ごす時間を、もう少しだけ僕たちにください」とお願いしているのだ。

虫がいいことはわかっている。でも、この道しか自分には思いつかなかった。思えばAさん夫妻と僕ら医療者は、圧倒的に対話の時間が少なかった。Aさん夫妻は自分たちの言い分を、そして医療者もまた僕らの常識を、ただぶつけ合っていただけだった。それに、同じ状況だとしてもやはりAさん夫妻は怒り出してしまったかもしれない、とも思う。さて、ユカはどうか。

「わかりました。病棟の方々とも話をしてほしいということですね」

あっ、届いた。すっ、と目を上げて見たユカの顔は、怒りもなく、悲しみもなく、穏やかに僕を見つめ返していた。

「緩和ケアの病棟の皆さんとお話しすれば、いいのですね」

ユカは繰り返して言った。言葉が、届いた。それは僕たちに与えられた最後のチャンスだった。

「ええ、看護師や臨床心理士、もちろん僕とも。僕は医師として、少しでも症状が楽になれるよう、やってみます」

と言うと、ユカは頷いた。

緩和ケア病棟にて

病室の窓から差し込む夕暮れの陽に混じって、蝉の音がやわらかに聞こえてくる。ユカはその光を眺め、

「窓から、樹々の緑がたくさん見えるんです。子供の頃に過ごした場所も、緑があって、蝉の声が聞こえて……。なんだか懐かしい感じがします」

と言いながら目を細めた。

「生きているって実感が湧きます。びっくりすることばかりで。ホスピスは聞いたことがありました。でも実際にここに来て素晴らしい場所だなって感動しています」

「お風呂にも入りました。命の洗濯ができました。ここに来てから、とても心でケアをしてもらっているように感じます。とても感謝しています」


看護師や臨床心理士などとも、ユカは饒舌に話をした。

「外来で、西先生の力強い言葉のおかげでこれまで頑張ってこられました。本から得た言葉たちも。それを頼みにして、生きていきたいと思ってきました。でももう、外での生活は全て片付けてきました。あとはここでゆっくりしたいです。……なぜ私がもう眠って過ごしたいと言っているのか、そのことをお話ししないといけませんね。生まれてから今のこと、両親からされてきたこと、安楽死を断られたときの絶望のことも」

そう言ってユカは、虐待を受けた経験や、夫への思い、そして安楽死をしたいと思うようになった経緯などについて、僕に話したようにスタッフにも言葉をふるまっていった。

ユカは、夫に対する思いもまたよく語っていた。

「私と夫は折り紙のように重なった存在。本当にやさしくて、素晴らしい存在。だから夫には、トラウマを残したくない。私の祖父母の終末期のような苦しい最期を、夫に見てほしく

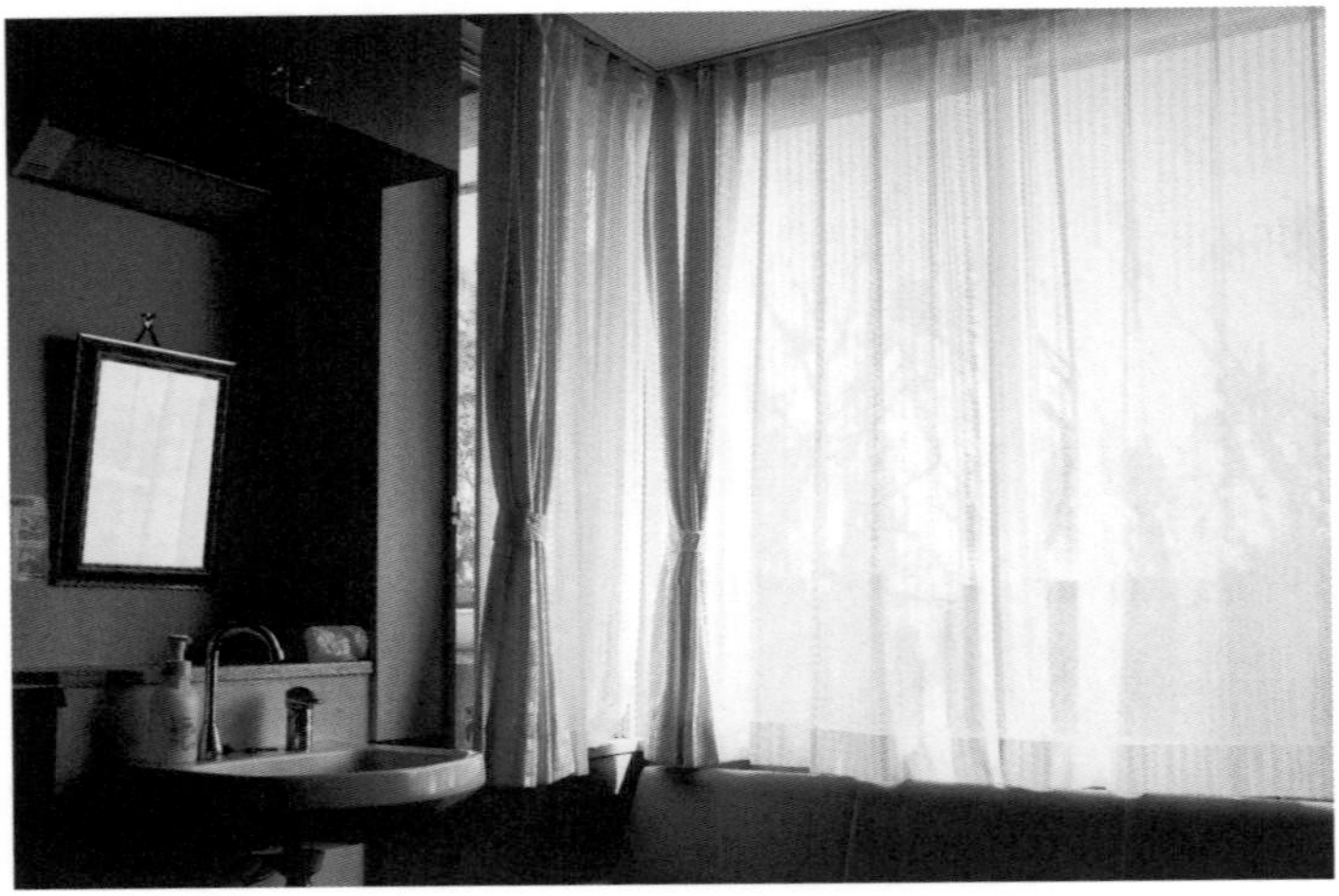

ない。私の死がトラウマにならないようにしたいということです。存在が消えるように。だから家にある私のものも全部捨ててきました。そして私がいなくなった後、夫には再婚してほしいんです。次の人とは子供も作ってほしい」

ナースステーションに戻ってきた看護師は、

「あんなに旦那さんのこと大切に思っていて、その思いに胸を打たれました」

と言って涙ぐんでいた。

僕はうんうん、とその報告を聞いていた。

「私のこと、忘れないでね」という人はたくさん目にしてきたが、「私の存在をあなたの中から消してほしい」という人は珍しい。それも、ユカなりの愛の形なのだろうか。僕はうーんと考えこんでいたが、その次に看護師が言った、

「先生に迷惑をかけるんじゃないか、ということもおっしゃっていましたよ。鎮静をしたいという思いを押し通すことで」

という言葉にドキリとして、思索は終わった。

「持続的な深い鎮静」は、安楽死と同じではない。

鎮静はあくまでも寿命に影響しない範囲で、苦痛を緩和することを目的とした医療行為だが、安楽死は明確に寿命を縮めることで「苦痛を終わらせる」行為だ。

しかし、寿命がかなり残っている状態で鎮静を始めるとするならば、眠らせてしまうことで栄養も水分も摂れない状態にするわけだから、命が縮むことは明らかだ。そして、命が縮むことをわかっていながら、医師が鎮静を行うとするならば、その行為は安楽死と何が違うのだ？ ということになる。実際、そうやって死に至らしめることを「ゆっくりとした安楽死」などと呼ぶことがある。そしてそれが不法行為に問われる可能性は十分に考えられる。ユカはそのことを心配しているのだ。

いま鎮静を行うかどうかは悩ましいところだ。ユカの余命は読みにくい。緩和ケア病棟に入院してから、たしかに吐いてしまうことが多いとはいえ、まったく食べられないわけでもない。入院してから色々と薬剤を調整したことで痛みも緩和され、客観的には「耐え難い苦痛」があるとは言えなくなってきた。ベッドからトイレの距離が近いため、ユカが言っていた「トイレに行けなくなったら眠って過ごしたい」という条件も、満たしていないといえば満たしてない。

　不法行為に問われるかどうかは別として、医療行為の適応としても微妙な状況であることは確かだった。僕はどうにかして、ユカがもう少し「眠って過ごしたい」と思うのを先延ばしにできないだろうか？　ということばかりを考えていた。

＊

　僕が回診で訪れたとき、ユカのベッドサイドには幡野が撮った写真が飾られていた。夫と一緒に、無邪気な顔で笑っている写真。あまり見たことがないユカの表情だった。

「たくさん写真を撮ったんですけど、幡野さんから送られてきたのがこの写真だったんです。どうしてこの写真だったんでしょうね。めちゃくちゃ笑ってますよね」

　と言って少し恥ずかしそうに笑った。

「幡野さんとは今月末にも、対談するイベントがあるんですよ」

　と僕が言うと、

「ええ、知っています。本当はそこに行くのを楽しみにしていたんですよ。でも、もう間に合わないですね……」

その前に眠ってしまう予定ですから……、とでもユカは言いたげだった。僕は無言で少し考えたが、

「じゃあ、幡野さんとの対談の音声を、レコーダーで録ってきます。それを聞かせてあげますよ」

と言ってみた。

幡野との対談は二週間ほど先の話だ。もしかしたら、そうやって「未来の約束」をすることがユカの時間を引き留める糧になるかもしれない。実際、少なくない数の患者さんが「**少し先の未来の予定**」を作ることで、希望をつないでいくことがある。区切りなく過ごすことは精神的にしんどいけど、「いつまで」という期限を切って、それまでは生きていてもいいかな、というのだと頑張れる。もしそれが達成できれば次の予定を考える……という形で、生きる目的を自ら作っていくのだ。

じっとユカの顔を見つめる僕の気持ちを察してかはわからないが、

「ええ！　いいんですか？　ありがとうございます。録ってきてくれたら聞けますよね。楽しみにしています」

意外とあっさりと、ユカは話に乗ってきた。

「そ、そうですか。じゃあ、録音してきますから楽しみにしていてくださいね！　もし可能であれば、吉田さんのことをそのイベントでお話ししてもよろしいですか？　もちろん匿名で個人情報につながることは話しませんから」

「ええ、もちろんいいですよ。というか、本名を出してもらっても全然いいんですけど」

と言って、ユカは笑った。

これで、月末までの「約束」はできた。ちょっと姑息かもしれないけど、この「約束」を果たすために、眠らずに起きていようかな、と思ってくれるかもしれない。後はそれまで、ユカに「もう限界です」と思わせないように手を尽くすのみだ。

11

欲望を換金する——新城拓也に会う

神戸の小さな駅で、ある人を待っていた。待ち合わせは一三時。でもその人は、

「駅で待っていてほしい。今は犬の散歩中」

というメッセージをスマホに投げてきていた。それが一二時半。僕はてっきり、その人がもう駅で待っているのだと急いで向かったのだが、彼の姿はまだそこには無かった。

そして、待つこと三〇分。そんなに長い時間、散歩をして歩いているんだろうか……と思っていたところで、

「こっちだよ、こっち」

と、背後から声をかけられた。その人は、新城拓也先生。神戸市内の緩和ケア病棟に長年勤め、今は「しんじょう医院」を開業し訪問診療を中心に、地域における緩和ケアを行っている人だ。新城もまた、終末期における鎮静、そして安楽死について考察を深めてきた医師の一人だった。僕は土日に開かれていた学会のために神戸を訪れたが、その際に安楽死や鎮静のことについて新城に相談するため、時間をつくってもらったのだった。

新城のマンションまで一緒に歩き、そのコミュニティスペースで話を聞くことにした。新

城がいま、安楽死についてどう思っているのかを知りたかった。

「もし日本で安楽死制度ができるとしたら、どのような形であればできると思いますか」

僕がそう切り出すと、新城は落ち着いた様子で考え、

「二パターンあると思います」

と、話し始めた。

「一つ目は、『こんな日本は嫌だ』という暴動が起きる可能性があると思っていて」

世界の切り取り方が斬新だなと思う。いつも最初彼が、何を言っているのかわからないことが多い。でも最後まで注意して聞くと、その意味がわかってくる。

新城の考えはこうだ。

一つ目は、「人権運動の高まりから安楽死運動につながる」パターン。今の社会の閉塞感の中で、市民がまるで虐待を受けている子供のようになっている。こんな日本はおかしいと、市民が立ち上がる機運も高まってきている。そういう流れで起きる市民運動は、突き詰めていくと人権運動になることが多く、その延長で「自分のことは自分が決める」という意識が今よりもさらに高まっていくのではないか。そういったヨーロッパ型の、個人の財産・権利は他人が侵害してはならないといった人権意識の高まりから安楽死運動につながっていくパターンが考えられる、と言う。

そして二つ目は、「巧妙にやるパターン」と新城は言う。

それは患者の権利を法制化していく、つまり「患者の権利は最大限尊重されなければならず、患者はその苦痛を緩和される権利を有する」という患者憲章をまずはつくっていく北米型のやり方。その中にある「苦痛の緩和」という文言に、安楽死を結び付けるロジックをつくっていけばよい。外堀を埋めながら、「以前に取り決めた患者憲章を遵守するためには、安楽死制度がなければ矛盾する」として、法制化にもっていくというパターンだ。

ただ、一つ目のパターンはすごく時間をかけて徐々に意識を変えていこうというものであるのに対し、二つ目の、安楽死そのものを法制化していくという動きは、その動きが察知された時点で反対運動にもさらされやすいため、難しい。

「だから、日本で安楽死制度ができるとしたら、法制化を優先するのではなくて、一つ目のパターン、つまり市民運動の中から安楽死を見つめていくような、自分自身の生命観を見つめていくような形で徐々に変わっていくということじゃないか」

と新城は語る。

それは、宮下が話していた「日本は市民運動もない中で、文化的基盤がないから、安楽死の議論が全体にガタガタしている」ということに通じるのかもしれない。

二極化する中での個人責任論

そして新城は、安楽死に関係する人が「**強い人**」と「**弱い人**」に二極化している、ということへ話を進めていく。

「今の日本に蔓延している個人主義・個人責任論って、貧困が進んだ状態でのものだから、『俺は人のことを助けないよ』『俺はそんな余裕ないから、自分のことは自分でやってくれ』っていうことなのね。貧困の中で、相互援助なんてできないって状況における個人主義だから、それはとても**寂しい個人主義**。公共心が失われていく結果の個人主義だから、自分で自分のことができなくなると死ぬしかない。あなたを助けるコストはみんなで負担しないよって意味だから」

僕は、そういう寂しい個人主義の中で、安楽死制度ができてしまうと、社会から死に追いやられる人が大量に生まれるのではないか？　ということが心配になる。そしてそれは、僕だけではなく、多くの安楽死反対論者が述べることでもある。その点についてはどう考えているのか。

「みんなケアのコストっていうのを理解しているんじゃないかな。介護って手間だし、家族に負担かかるし。みんな日常的な余裕がないから、今さら家族に倒れられたら困ると。倒れるなら、いっそ逝ってくれというのが本音じゃない？　中途半端な倒れ方をするくらいなら、安楽死でも認めてもらった方がいい、と思うんじゃないかな。家族もそれを望むだろうし。『迷惑をかけられない』ってよく言うけど、今は迷惑をかける余地すらない。家族の側が自分の生活でいっぱいいっぱいで休みも取れない中で、患者のために生活のペースを変えられないのだから。結婚でリスクの分散ができていたのも今はできなくなってきている。そういった、余裕がない生活を背景にして今は安楽死が語られている」

何だか随分と悲観的、いや現実をシビアに切り取っていると言うべきなのだろうか。聞いていると暗澹たる気持ちになってくる。ただ、実際に安楽死を求める傾向の高い人というのは、「4W（白人、裕福、心配性、高学歴）」と、「自我が強い」と宮下洋一が紹介していた。だから決して、生活が苦しいから安楽死をしたいという話ではないと思うのだが。

しかし、その点については「二極化」した片方の部分しか見ていないのではないかと新城は指摘する。

「安楽死を主張している人は、強い人たち。自分の気持ちを表現するのに、ボキャブラリーであったり、表現能力だったり、そういう才能を持っている人たち。それは患者のエリート集団だよね。彼らはきっと、安楽死がなくてもきちんとケアが受けられる人たちなんだと思っている。仮に一時的にはケアが受けられなくても、最終的には支援者が集まって、複数のケアの恩恵を受けられる。今はそういう人たちの発言力が大きい。エリートの人たちの安楽死は生き方の表明だから、人権とも違うし、命のコントロールという風にも僕は思わないんだよね。生きること自体が表現なんだよね。

たとえば以前、『いくらでもお金を出すから、私だけ特例で安楽死させてほしい』と主張する方にお会いしたことがある。その理由を尋ねたら『自分の親類が、私の死に方を見ている。格好悪い死に方はできない』っておっしゃったんだよね。それって『生き方の表現』じゃない。文章書いたり、誰かの前で発言したり、そういうのもすべて自分の表現なんだけど、その一環として、格好よく死んでいくことを形作りたいという欲望だよね。お金を出すからきれいに安楽死させてほしい、という。その言葉に集約されている」

そういった力がある人の声や姿が報道や発信の場に出てくることが多いために、僕らが目にするのは強い人たちばかりになる。でも一方で、本当は二極化の中で分かれてしまった「声を持たない」人たちがいて、その問題が整理されずに議論されていると新城は指摘する。

「では、その上下の集団を全部包括して安楽死制度を作るためにはどうすればいいか？ というと、先ほど話した『患者憲章』みたいのを最初に作ると、包括できちゃうんだよね。ちなみに、それに挟まれた真ん中の人たちは安楽死が必要ない人たち。この人たちはどういう法制度になってもしないんじゃないかな」

鎮静についての考え方と予防的鎮静

僕は新城にも、Aさんの話題を聞いてみた。鎮静のとき、「耐え難い苦痛」を誰がどのように評価すべきか？　という問題。本人は「耐え難い苦痛」って言っているけど、医療者から見れば「耐え難い苦痛とは言えない」となる場合にどう考えればいいか。

「苦痛っていろいろな苦痛があると思うんだけど、それを『身体の痛み』に置き換えて考えてもらったらわかりやすいと思う。今の病院で、患者が『耐え難い痛み』があるって言っていて、でも医療者が『耐え難い苦痛はない』って言ってオピオイド（麻薬系鎮痛薬）が開始されない、ってなったらおかしいと思うでしょ。

でも現実は『痛みは我慢しなくていいんですよ』『患者の痛みを信じよう』って言っている同じ口でね、鎮静を前提としたときには『耐え難い苦痛はない』『鎮静はまだ早い』と言ってしまう。**患者からすればどちらの苦痛も同じこと**なんだよね。なのに、医療者からは違うように認識されて、正反対のことを言われるのがおかしいとみんな気づき始めているよね」

幡野がインタビューの中で「耐え難い苦痛、ってのを考えるときに、それはどうして身体的苦痛ばかりが取り上げられるんですか」と指摘したように、どうして身体的な痛みと、それ以外の痛みを分けて考えなければならないのか。

世界的な議論の中でも、同じような主張はされている。余命が限られている状況で、身体的な苦痛がなかったとしても、精神的に耐えられない、という状況があるのであれば眠って過ごしたいという希望はかなえられるべきなのではとも思う。

しかし、そういった意見は少数派だ。

「そこで、鎮静を安楽死の代替とみなしているという医療者の本心が透けてきちゃうのね。鎮静は治療行為のひとつ、と主張するんだったら、オピオイドと同じように早くから鎮静薬を投与すればいいじゃない。緩和ケアは苦痛を予防する、とまで言われている中で、予防どころかどんどん後ろに引っ張ることをしている。それはやっぱり、鎮静を安楽死の代替と見なしているから。そして、安楽死は治療行為ではないと多くの医療者は思っているだろうけど、僕は安楽死だって治療行為のひとつだと思っている。治療という図式の中でとらえた方が安楽死を話しやすい」

新城の意見に僕は考え込む。

僕は、安楽死を治療の図式の中で考えたことがなかった。鎮静と安楽死は別のものだし、それを実行するのは医師だとしても、安楽死を治療の体系の中でとらえるべきではないと考えている。そこはやはり僕と新城の意見が違うところだ。しかし、意見が違うからこそ、自分では考えもつかないところに話が飛んでいくのは聞いていて興味深い。

新城の鎮静についての話は続く。

「僕は、鎮静だって『治療なんだからやれば』って言ってる。そこで鎮静するかを決めるのに『多職種での話し合い』って言うけど、それって多職種全員からの『認証』でしょ。そこですべての医療者が『もう十分苦しがっていますよね』って認証してくれないと治療に入れない、っていうのは医療側が強すぎるんじゃない？　もっと患者側に寄せていくほうがいいんじゃないかな」

それは僕もそう思う。

鎮静が、周囲の医療者が「認証」しない中で、医師単独と患者の希望だけで実行されるというのは良くはないとは思う。それはブラックボックスになってしまう可能性があるから。そして患者が眠ってしまったあとでは、その医師からしか患者の真意が引き出せないからだ。医師が鎮静を提案する際に、ウソや誇張があったとしても、周囲にはわからない。だから、家族はもちろんのこと、他の医療者も鎮静を決定するプロセスにきちんと関わって、その上で鎮静を実行するということは大切なことなのだ。

しかし一方で、新城が指摘するように医療者の「満場一致で」なければ鎮静がかけられないということであれば、それはさすがに患者の人権が侵害されているのではないかと思う。プロセスはオープンにするが、決定は個人レベルで行う方がいい、と僕も考えている。

次に僕は、新城が以前に講演で話されていた「**予防的鎮静**」という言葉の意味について聞いてみた。その時に僕が受けたイメージは、すごく早い時期、つまり余命がまだ残っているようなときでも、患者側が求めれば鎮静薬を投与して眠らせてしまっていい、というニュアンスだった。

しかし、それこそ鎮静を安楽死の代替にしているのでは？　という疑念を抱いたのだ。今日、新城を訪ねたのは、その真意について聞きたかったということも大きい。その点について尋ねると、新城は「予防的鎮静ね」と言って、その内容について解説してくれた。

「たとえばある若い患者さんがいて、その人が『幼い子供に自分が終末期に闘う姿を見せたくない』『その姿を見せることで子供に何かを伝えようとかも思わない』とおっしゃる。そして、『だから、明日の夜になったら眠らせてほしい』と、眠る時刻を指定してくるわけですよ。今の医療者だと認められないじゃない。『明日眠らせてくれ』って言われて、明日のこの時間ですねって。もちろん当日は当日で、本人の意志を改めて確認はするけどね。約束の刻が来ました、今日からでいいんでしょうか、ってね。それで『はい』って言われたときに始められるか、って話だよね」

僕は新城に、君ならどうする？　と問いかけられているように思った。僕ならきっとすぐには始められない。Aさんのときはそれで失敗した。その失敗があってもやはり、今も始められないと思う。もう少し「何かできないか」と足掻くような気がする。

僕が悩んでいるのを見て、新城は続ける。

「僕は始めるよ。始めてる。時間を指定されて、ここから先は苦しんでいる姿を見せたくないって、それって安楽死と同じ価値観だよね。それを今の治療行為として、表現したり、達成しようとするなら、それは鎮静しかない。そして、それは予防的だよね。もうこの先苦しみのピークが来る前に眠らせるということだから」

「新城先生のおっしゃる予防というのは、ただそれはかなり早い時期の、という意味ではないですよね。一か月も眠ってしまうとか、そういうことではなく」

「そういうことではないけどね。ただ、もしそういう時期に始めたいという人がいたら、それはそれで始めるのはいいと思う。でも経験的には、三日くらいたつと、周囲の医療者とか家族が本人を起こしたくなると思う。こんなに寝ていていいんだろうかって。それで、その時に鎮静を解くのはいいと思う。

最初から起こすとか完全に眠らせるとかを決めないで始めるのはいいんじゃない。それで起こしてみて、本人から『覚ますなよ』って言われて、また始める、みたいな。そもそも鎮静薬がそんなに万能じゃないから、使っているうちに効果が切れてきて自然と目が覚めてしまうとか、使い始めても全然眠れないとかね。鎮静はそんなパーフェクトな治療ではなく、もっと泥臭いもの。だから、オピオイドを気軽に使っているように、鎮静も肩ひじ張らなくていいと思うのよ。

でも、その始める時期を患者にタイミング取らせてあげるってことは大事だと思っているの。そこだけはせめて渡してあげないと、医療者がすべての線を引いて、価値観も、始める時間も、薬の投与方法も量に至るまで、医療者の側に寄せて決められているんだから」

ノックされたら開けてしまう

僕は、吉田ユカのことをどう思うのか聞いてみたいと思った。

新城の考えからすれば、「動けなくなったら眠りたい」と言って入院してきたユカに対し、その希望があるならもうその日に眠らせてしまっていい、ということになるのではないだろうか。

でも僕は「対話をしてください」とお願いをして、彼女への鎮静を先延ばしにしている。それはやはり、患者が望むタイミングを、医療側が奪ってしまったということになるのではないか……と僕は悩んでいたからだ。しかし、ユカが入院するまでの経緯を聞いた新城の答えは意外なものだった。

「『対話をして言葉を交わしてください』って、それを聞かされた人にしてみたら何か可能性みたいなものを約束されたような気になるんじゃないかな。自分以外の人と話すことで、あなたにとって、いいか悪いかわからない、でも何かしらの変化があるに違いない、って言われているように聞こえるのね」

　それってすごいよ……と新城は呟きながら、

「それって**希望になる**んだなって思ったの。人が関わる以上、何かしらの変化が起こるってことに、信頼とか確信があったり、それ以外に希望を得るものがないってわかっていると、そういう一言に、相手も『そうかもしれない』って思って心が動いてくれる。それって希望の与え方の一つなんだなって思ったの。患者の閉塞した自分だけの世界に、もう少し他の人も入れるよ、って言われているのと一緒だから。

　それを拒絶する人もいるだろうけど、拒絶しない人っていうのは、最後までカギをかけられない……ノックされたら開けてしまうっていう。もちろん、チェーンロックをかけながらとか、ドアの隙間からのぞくような人もいるだろうけど、ノックされたら開けてしまうのが人間なんだなって。どんなに不幸な境遇にあったり、人を信頼できないような背景がその人にあったとしても」

　と言った。

　ノックされたら人はドアを開けてしまう……か、と僕は思った。その「ノックをする」ということが希望を与えることへの入り口なんだという発想は僕にはなかった。あれは本当に僕自身が追い詰められて、心の奥底から絞り出した言葉だったから。

　でも現実に、それでユカはドアを少し開けてくれた。

そして少なくとも今は、緩和ケア病棟でよい時間を過ごせているように見える。安楽死がなくても、今の日本の制度の中で、彼女のように死に向かっていくこともできるのではないだろうか。

僕自身は、安楽死制度そのものはあってもよいと思うが、社会から追い込まれて死に至るような人は減らせたほうがいいと思っている。それが広い意味での、鎮静や社会的サポートを含めた緩和ケアの力なのではないだろうか。ただ、それが本当に達成できる道があるのか……ということを考え続けている。

「新城先生の中で、安楽死を減らす理想の社会の状態ってどういうものだと思いますか？」と僕は尋ねてみた。すると新城は、「孤立」の問題解決が重要ということを念頭に置いたうえで、

「それは、今までの日本の中にはモデルはないんだと思うよ。みんなが孤立化していくわけだから。孤立ほどやっかいな病気はなくて、仕組みで何とかするものなのか、それとも人の良心に訴えかけてするものなのか……。

ただ、孤立を問題にしたとき、昔は近所づきあいが良かったから孤立はなかったとか、年寄りは家で看たもんだとか言うけど、昔のことをそんなに美化しないほうがいい。それは単に医療へのアクセスが劣悪とか、貧困で食べ物を分け合わざるを得なかったのを、相互扶助

とすり替えているんじゃないかな。

今までの日本で、相互扶助のシステムってなかったと思うもの。外的に作ることは可能なんだよ。でもそれは、日本の歴史の中では『連帯責任』だよね。お前ら五人の中で一人でもおかしなのが出たら全員あかんぞ、っていう。お互い見張り合うような相互扶助はあったんだけど、見張らない状態で行う相互扶助できるような社会って一度も到来していないから、僕らは知らないと思うんだ。親とか祖父母世代も含めて。そうではなくて、隣の人の家の台所で、食事を作ってあげられるか、って話だからさ。それくらい実践的な取り組みができないと、止まらないよね、この動きっていうのは」

と語った。

それを解決していくのが、暮らしの保健室でYくんにキャンプの子供たちをつないだような「**社会的処方**」の仕組みなのではないかと僕は考えている。社会的処方が、医療者だけではなく、地域全体で取り組むような「文化」になる社会をつくることができたら……、孤立の問題は大きく変わるのではないかと思うのだ。

しかし新城は、それを地域単位で考えるのではなく、階層単位でアプローチをして、その層での連帯をしていくべきだと指摘する。

「階層って、収入だけではなく、社会的地位とか考え方とかそういうのも含めてなんだけど。この居住区の、この階層には、こういったケア、ってやっていく。どの階層でもいいから、成功事例を作らないとならない。お金持ちしか受けられないケア、というのでもいいと思う。それもひとつの成功だから。貧困の人たちには貧困の人たちのためのケアがある。

みんな同じにしようとして無理をするからおかしくなるのであって。格差はあるのだから、それを無視しようとしたり、それに目を向けた途端に差別だとか言われてひるんだりするからいけない。お金持ちだけが入れるホスピスと、貧困の人たちのためのホスピスがあっていい。それを無理に混ぜようとするから、ぎくしゃくする」

死生観に関することも、階層によって変わる、と新城は語る。

社長を務めてきたような人の死生観は、違う階層の人の理解の範疇を超える。ケアする医療者側も、隣の部屋同士で全然違う社会階層の方が入っていては、同じようにケアできない。簡単に頭を切り替えられればいいが、そこまで人間の能力って高くないのではないかという考察だ。

「医療者自身が所属している階層に価値観が寄ってしまうはずだから、二極化した患者さんを両方とも担当していたら、結局はどちらの価値観も認められない、ってことになるんじゃないかな。そういう格差の中で『鎮静を、こちらは受けられてあなたは受けられない』っていうのはできないはずだから、今は**みんな平等に受けにくい状態**にしてしまっている。ひとりがどの階層でも相手にできるようにするのではなく、それぞれの階層ごとに届くようにしていく形にしていくのがケアの洗練化だと思う。

同じように、どの層が語る安楽死も全然違うイメージなわけ。それは受けている医療やケアの違いではなく、所属している階層の違いなんだって認めたほうがいい。冒頭に話をした、たくさんお金を国に納めるから、そのお金をみんなの役に立ててもらっていいから、特例で安楽死をさせてほしい、なんていうのはいいアイディアだと思ったよね」

「でも、お金で安楽死ができるかできないか決まる、って言われたら……、うーん」

「たとえば、お金をたくさん払うなら安楽死できるようにすれば、ある意味抑制はかかるよね。格差はできるけど、あきらめもつくよね」

「今でも実際スイスに行こうと思ったら、一〇〇～二〇〇万円はかかりますからね」

「それに、スイスに行くなら英語もできないとならない。かなりタフな交渉力がいるしね。そして元気じゃないと行けないから、条件がそろわないといけない。だから今だって格差はある」


そして最後に新城は、「**欲望を換金する**」という話をしてくれた。

「安楽死をお金で解決するというのは、言うなれば『保釈金』だよね。人生の保釈金。これまでも社会の仕組みは、どうしても解決できない問題、たとえば感情とかね、そういったものをお金で解決してきたよね。その人の悔しい気持ちを、受け止める方法がもうないからお金に換金するしかないっていう手続きを、人間の知恵は生み出したわけだよね。裁判っていう形で。量刑というものに反映するか、罰金というものに反映するかなんだけど、あれは罪の重さを決めたり、どっちが正しいかを決める場所ではないと思うんだ。いわば換金しているんだよ。人の感情をね。

欲望や感情は、換金することで形になるのが社会の仕組み。貨幣制度でそうなるように仕組みをつくったわけだからね。安楽死だって欲望なわけだよ。治療とはみなせない、ってみんな思っているんだったら、あれは医療を応用した欲望のカタチなんだよ。そこで安楽死っていう自分の欲望を達成したいと思うんだったら、それを換金するっていうのはいいアイディアだと思ったんだよね。

裁判の時だって、保釈金払えば自由になれるでしょ。あれも、自由になれるという権利をお金に換えるわけだよね。それを集められるだけの社会的信用があるかということを見ているわけよね。社会的信用があるから、留置所から出してもいいと判断されるわけでしょ。お金が工面できないってことは、支援者がいないとみなすからね」

「だったら、先生がもし日本で安楽死制度をつくるとしたら、お金が払えなければできないっていうシステムにするということですか?」

「ひとつのアイディアだよね」

「お金がなかったら、どうすればいいのかと思ってしまうんですけど」

「それは、国に対して申請を出すんだろうね。お金はないんだけど『私に安楽死をする権利を認めてください』っていうね。それで、国が認めれば、という風に。そこは医者以外が判断するという基準を入れたほうがいいよ。受けられない、って人も出てくるだろうけどね。もともと世の中は公平ではないから。公平になるようにしていく運動はもちろん大切なんだけどね」

新城の話は深く考えさせられた。

僕は安楽死についても、実行するなら社会的要因は関係なく、誰にでも権利は与えられるべきだと考えていたが、それに差をつけるアイディアは考えもしなかった。

社会にはすでに格差がある。日本はそれでも諸外国と比べて格差が小さい国と言われているけど、それが拡大しつつあることも事実だ。ただ僕は、格差があることをそのままに、層別のアプローチをするよりは、格差を小さくすることに自分の力を傾けたいと改めて思った。格差があることは、貧困層だけではなく富裕層の健康度も下げるという報告もある。格差をそのままにしておくことは、誰にとっても良いことではないのだ。

そう考えながら新幹線に乗り込み、僕はツイッターを開いた。

タイムラインを追う手が止まる。

そこにあったのは、奥さんが記録したのだろう、Yくんの死を報告するツイートだった。

12　一〇日間の涙

日曜日の朝、自宅マンションでYくんは亡くなった。

奥さんが、朝に様子を見に行った時、Yくんは眠るように息を引き取っていたということだった。

及川から後で聞いた話だが、子供たちとは金曜日に会えたという。子供たちを引率するのに、及川に手伝ってくれるよう、キャンプを主催する側から要請があったのだそうだ。普段は保健室利用者の自宅にはうかがわない及川だったが、Yくんたちの事情を考慮して、今回は特別に引き受けたという。

及川と、子供たち数人がマンションを訪れた時、Yくんは眠っていた。子供たちの元気な声が聞こえたのか、Yくんはゆっくり体を起こし、

「ああ、よく来たね」

と言った。及川が、

「調子はどう？」

と聞くと、

「大丈夫ですよ」

と、眠そうに答えるYくんだったが、その後の会話も寝ぼけているようにところどころ飛んだ。

「お兄ちゃん、眠たいの？」

と子供たちに聞かれると、

「昨日くらいから、少し眠っている時間も増えた感じなのよね」

と奥さんが答えた。それでもYくんは、来てくれた子供たちの近況を尋ねたり、自分が知っている子供たちの名前をあげては、「元気にしているか」「最近はどうしている？」と聞いていた。もちろん、キャンプに参加している子供たちは、それぞれ学校もクラスも違うことが多いため「知らない」「わかんない」という答えがほとんどなのだけど、それでもYくんは「そうか」と言いながら、子供たちの答えを笑顔で聞いていた。

子供たちが帰った後、Yくんはすぐに眠ってしまったという。

疲れたのかしら、と思っていた奥さんだったが、翌日の昼になっても目を覚まさない様子に心配となり、病院へ電話を入れた。すぐに往診にかけつけた当直の医師は、

「少し痛み止めが多くなって、眠る時間が長くなっているのかもしれません。薬の量を少し減らして、様子を見ましょうか」

と説明したうえで、

「ただ、カルテから拝見する限りは、体の中で重大なことが起きている可能性もあり、急変のリスクもあります。ご希望でしたら、入院して検査をしたり、様子を見るということもできますが」

とも提案した。奥さんは、少し考えていたが、

「いえ、彼はなるべく家にいたいと言っていましたので。苦しくなく眠っているだけなら、もう少し様子を見ます」

と答えた。では何かあったらいつでも連絡をください、と言い残して、往診医は病院に戻ったとのことだった。

Yくんが亡くなったのはその翌朝のことだ。

知らせを受けて往診医がかけつけたとき、泣き崩れる両親の横で、奥さんはいつものように冷静に座り続けていたという。

(あっぶねえなあ)

月曜日になって、当番だった往診医から報告を受けた時にまず、そう思った。僕には奥さんが、感情を押し殺しているように思えたのだ。奥さんよりも先に、他の人が悲しんでいる。朝、冷たくなっているYくんと対峙した時、奥さんはどんな表情をしていたのだろうか……。見ている人が誰もいない中で、彼女はきちんと泣けたのだろうか……。

それが見えないのが、怖かった。

月曜日の憂鬱

月曜日は、良くない知らせが二つあった。

ひとつはYくんの死去。そしてもうひとつが、吉田ユカの容態の悪化だった。

入院した時から食べることは難しく、水分を少しずつ摂るくらいで、あとはプリンとかゼリーなどお好みで持ち込んでいいですよ、とユカには伝えてきた。しかしユカは、

「私、あまり食べられないかもしれないけど、食事を見たりするのが好きなので、できれば出してほしいです」

と言って、食事の提供を求めた。そして、僕らの予想以上に彼女は食べられた。

「お昼のうどんが美味しくて、半分くらい食べてしまいました。夫は料理しないから、他の人に作ってもらうなんて嬉しくって。昔、京都でおいしいパン屋をめぐる旅とかをしたこと

もあったんですよ」

ただ、その喜びも束の間、しばらくすると胃の中のものはすべてそのままトイレに吸い込まれていった。入院してからそれをずっと繰り返していた。

「ここのご飯おいしいのに申し訳ないです。でももう何もかもが下に降りていかなくなってしまって」

と、胃のあたりを撫でながら、ユカは残念そうに言った。

それでも何とか、旦那さんと相談して工夫しながら食べることにチャレンジしていたのだが、嘔吐の頻度や程度がこの週末に一気に悪化していた。

「水分すら摂れなくなってきましたね。おいしく食べられるという希望がなくなっていくのはつらくて」

そして、僕の目をしっかりと見ながら彼女は言った。

「だから、もう眠らせてほしい」

もう限界なのだろうか。入院して一週間。さまざまな薬やケアで、症状が少しでも楽になるように試行錯誤を繰り返してはきた。しかし、それらで一時的には楽になったとしても、またすぐに元以上の苦しさに彼女は苛まれていた。

「夜中に何度も吐き気や嘔吐で目が覚める。先生が薬を工夫してくれたおかげで、眠れる時間もしっかりとれるようにもなっているんですが、苦痛によって現実に戻されるのもつらいんです。私にとって食べることは、栄養を摂るということ以上に、楽しみという面も大きくて。それが絶たれることのつらさが耐え難いです」

と涙を流しながら語った。

昼も夜も問わず、二時間おきくらいに吐き気が襲ってきて大量に吐くという生活。想像するに、それは「耐え難い苦痛」と言って差し支えないものだろう。その一方で、まだできることがある、とも考えていた。それを試すまでの、効果を見るための時間が欲しい。

沈黙の時間が流れる。

沈黙は余白だ。

対話は言葉だけでするものではない。文字で埋め尽くされた本が、読むに堪えないのと同じように、語られない空白に意味がある。「だから、もう眠らせてほしい」という言葉の後、黙ってしまった僕の態度は、やわらかな拒絶だった。ただ、迷っていたことも事実だった。その空白の時間の中で、ユカの涙の流れを見ながら、僕は次の言葉を探っていた。

幡野さんとの対談の日まで頑張れませんか……というセリフを、言いかけて止めた。そんな表面的で軽薄な提案をしたところで、ユカの心に響くわけはなく、むしろ「分からず屋の医者」という面を強調するだけになってしまう。それではせっかくこれまで培ってきたユカとの関係を台無しにし、彼女を傷つけるだけだ。

ここでも「期限を区切る」くらいしかないのだろうか……と、僕は自分自身の言葉と発想の貧しさを嘆いた。

「わかりました。では、明後日のカンファレンスで吉田さんの鎮静についてみんなで検討してみます。それまでの間、もう一つだけ試していない薬があるので、それを使わせてもらえませんか」

「水曜日のカンファレンスまで……」

「ええ、水曜日まで」

ユカはしぶしぶ了承し、カンファレンスがある水曜日まではその新しい薬の効果に期待することになった。点滴や、胃の中のものを外に出すための管を入れることも話したが、ユカはそれらについては絶対に望まない、と強く言った。

そして翌日。回診でベッドサイドに現れた僕に向けられた、ユカの表情は穏やかだった。

「昨日に比べれば、今日は吐くのも半分くらいになって、痛みも少し楽です」

新しく始めた薬が効いたのだろう。おお、それは良かったですね！　と声が少し上ずった僕に、でもね、と言ってユカは思いをつなげた。

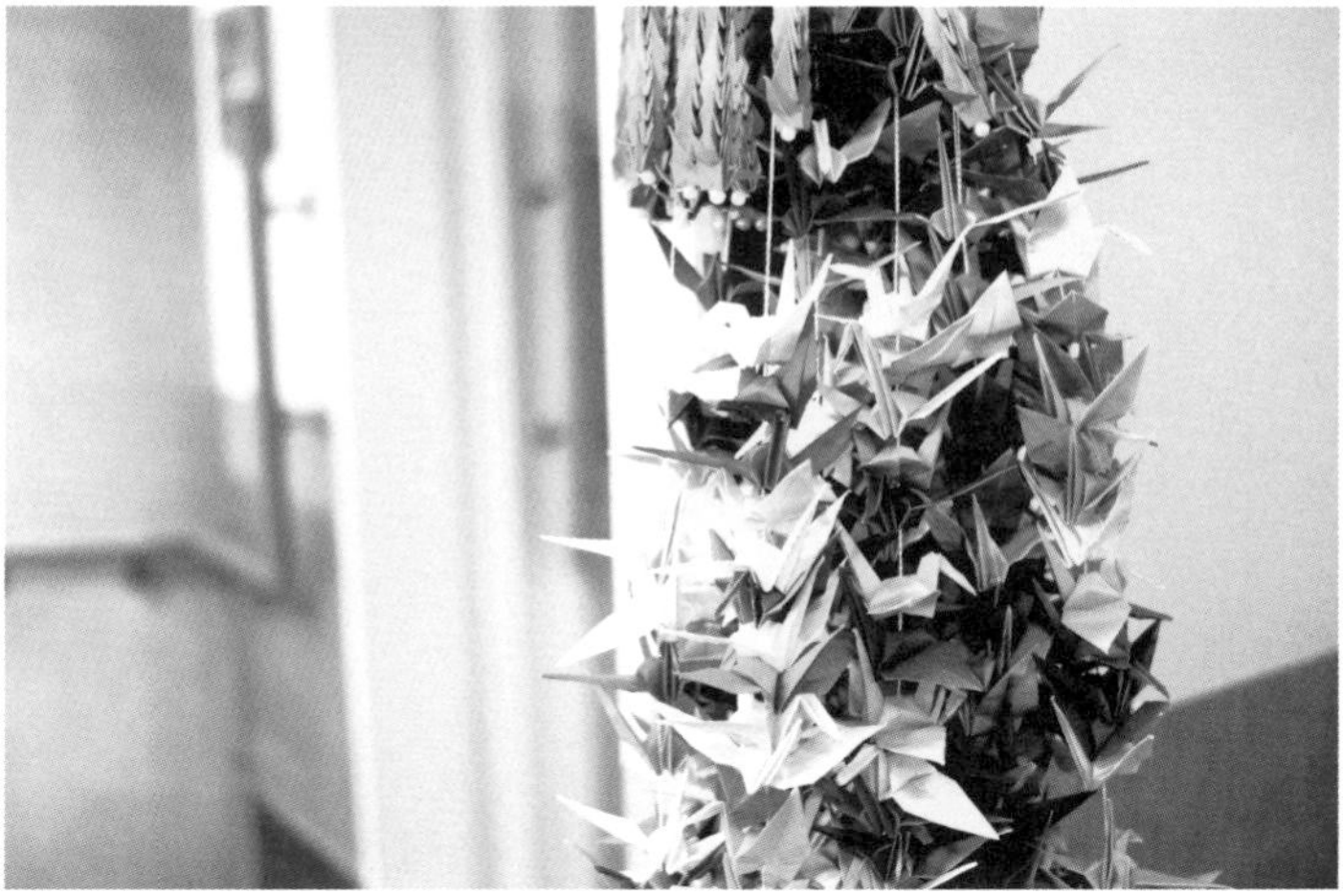

「『今日これから眠りましょうか』と言われれば、それはやっぱりそうしたいという気持ちです。症状が緩和されたといっても、それで幸福度が上がった、ということにはならないんですよね」

くぎを刺すような言葉に、僕の頬はこわばった。

なるほど……。マイナスがプラスになったわけではなく、マイナス一〇がマイナス七になったくらいの感覚なのかもしれない。少なくとも昨日の時点では、「耐え難い、治療抵抗性の苦痛がある」と判断しても良いものだったと思う。今日はそうではないにしても、この薬の効果もいつまで続くのかも怪しいものだ。

「いつ鎮静をしてもらえるのか、という不安もあります。カンファレンスで検討してからではないと決められない、ということであれば明日もしOKが出なければ、また一週間後まで待たないといけないのでしょうか。次にまた昨日と同じくらい苦しくなった時には眠らせてもらいたい、と思っていても、そこで『ちょっと待ってください』と言われるとしたら耐えられないと思います。だったら、今のうちに眠ってしまった方がいいのではないかなと思うのです」

その問いに、僕はあえて答えなかった。でも、もう腹は決めていた。吉田ユカには鎮静の適応がある。問題は、誰もが納得できる状態とは言えないかもしれない、というところだ。たしかに今日の状態なら、カンファレンスで「まだ眠らなくてもいい」、という判断になる可能性はある。医療的な判断を満足させ、そのうえでユカの思いも守る。そんな道があるのか。

カンファレンスは、明日だ。

カンファレンスにて

毎週水曜日に行われるカンファレンスは、緩和ケア病棟に関係する職種、つまり医師、看護師だけではなく、臨床心理士、栄養士、ソーシャルワーカー、鍼灸師、アロマセラピストなどが一堂に会して、患者一名の事例を一時間かけて話し合う会議だ。

金曜日にもカンファレンスがあるが、そちらは一時間で一〇名を超える患者について、治療やケアの方針の確認を行うくらいのものなので、水曜日のカンファレンスの重さがわかるだろう。

今日のテーマはもちろん、吉田ユカの鎮静について。まず僕から、ユカの病状や状況について説明していく。僕は、この週末からの状態の悪化、本人や家族の希望、そしてこれまであらゆる手を尽くしてきても十分に症状が緩和しきれていないことを踏まえて、

「このような状況から、僕は吉田さんには鎮静の適応があると考えます。今日これから眠るかどうか、というところは議論の余地がありますが、僕自身は今日からでも鎮静薬を使っていいと考えています。少なくとも月曜日くらいのつらい状況に陥るのであれば、それは『耐え難い苦痛』と評価して、眠るという選択肢を取ることは妥当ではないでしょうか」

と述べた。

担当していた看護師の中からも、ユカが夫に抱いてきた思いや、これまでの生い立ちと虐待の歴史、そして彼女たちが一番間近でユカの苦しむさまを見てきたことから、鎮静に対して好意的な意見が出た。

僕は、ほっとした。Aさんの時とは違う。ユカの言葉たちが、きちんとみんなの中に届いている。それぞれの専門家が、ユカから集めてきた言葉たちは、彼女が長い間「耐え難い苦

痛」に苛まれてきたこと、鎮静によってそれから解放されることの妥当性を物語っているかのように思えた。

しかし、ことはそれほど簡単にはいかなかった。あるスタッフが手をあげる。

「私は、彼女には医学的に鎮静の適応があるとは思えません」

強い口調できっぱりと述べる言葉に、場の雰囲気が一気に傾く。

「西先生がおっしゃる通り、月曜日ほどの状態ならともかく、今日くらいの症状で眠らせてしまうというのは、倫理的にも法的にも危ないでしょう。それに、鎮静薬であるミダゾラムを投与したら吐き気がもっと悪くなる可能性もある。それにまだ、できることはあるのではないでしょうか。たとえば、鼻から管を入れるとか……」

「彼女は、管を入れられることを拒否しています」

僕はかっとなって反論したが、

「それを説得するのが医師の役割ではないでしょうか？」

と返された。

先ほどまで、「鎮静やむなし」という雰囲気で進んでいた場は凍りついたように静かだ。

誰か、僕の援護をしてくれないか……と思っていたところに、また別のスタッフが手をあげた。

「あのう……。そもそも『耐え難い苦痛』って何なんでしょうか。それって、私たちが決めるべきものなんでしょうか」

おっ、それは援護か？　反論か？　ちょっと意図がつかめない発言に、僕は「どういう意味でしょうか？」と聞き返す。

「ええと、話を聞いている感じだと、私は彼女に『耐え難い苦痛』があるのかということがよくわからないんです。呼吸が苦しくてあえいでいるとか、痛くてのたうち回っているとかだったらわかりますけど、笑顔で会話もできて、吐いてしまうにせよ食事もできて、歩くこともできている。それって『耐え難い苦痛』がある、って状況なんでしょうか」

そっちかい！　と僕は心の中でツッコんだ。それだとAさんのときとまったく同じ議論だし、幡野が指摘したガマン大会の理論になってしまう。僕が反論しようとしたとき、そのスタッフが重ねて言った。

「だって、吉田さんは歩けなくなる前に眠りたい、っておっしゃっているんですよね。それが彼女にとっての『耐え難い苦痛』なんですよね」

ああなるほど、そこを軸に鎮静の適応があるかないか、を考えているのか。だから心に突っかかるものがあるのか。

たしかに、世界的に見ても「動けなくなったら」つまり、自律的な生活が送れなくなったら、もう鎮静をかけてもらって目が覚めないで過ごしたい、という一定のニーズはある。しかし、その申し出に対して実際に鎮静薬を投与して眠らせてしまっていいのか、となると、その妥当性は乏しいというのが世界の一般的な認識だ。だから、そこを論点にするとユカにとっては分が悪い。

「いえ、動ける、動けないにかかわらず、彼女には『耐え難い苦痛』があります。だって、月曜日の時点で彼女は昼も夜もなく二時間おきに起こされてトイレに駆け込み、嘔吐をし、それでも止まない吐き気に苦しめられてきました。これを耐え難い苦痛と評価しないで、何が耐え難い苦痛でしょう。それに」

と僕は続けて、最初に反論したスタッフの方に向き合った。

「鼻から管を入れることは今まで何度も話し合いをしてきて、明確に拒否しています。それどころか、点滴も尿の管も、すべての管類を入れられることを彼女は拒否しているのです。それは、彼女の虐待の歴史や医療トラウマを持っていることとも関係しているのではないかと思うのです。異物を、体の中に入れられることへの恐怖が……。その意向を無視して、半ば強制的に説得をすることは彼女にとって幸福になることとなんでしょうか」

これが、僕が考えてきた戦略だった。

ユカが最初から一貫して主張しているのは「動けなくなったら鎮静」ではあるのだが、そこについては議論の的にしない。とにかく「**身体的苦痛**」のことだけしか議論の俎上に乗せないことで、判断をシンプルにする作戦だ。

たしかに、幡野が指摘したように、鎮静の要件が身体的苦痛のみを判断基準にするというのはおかしいと僕も思う。しかし、その常識を覆すことがこのカンファレンスの目的ではない。だとしたら、あえて常識の土俵に乗って闘う方が、余計な反発を生まずに、議論を進めやすいと考えたのだ。

僕が強めの口調で述べたので、場はまたシーンと冷めた。納得していないスタッフも多いのかもしれない。でもこれで、議論の趨勢は決まったか……。だとしたら次は鎮静薬の内容について議論を進めようか……、と僕は考え始めた。しかし、その固まった場を崩すように、また別のスタッフの一人が手をあげて言った。

「いやでも、月曜日の状態ならともかく、それと比べれば、火曜・水曜の症状は落ち着いてきていると思います。少なくとも今日の状況では医学的適応がない、というのは西先生も認めてらっしゃるところじゃないですか。精神的な面のケアも、まだ十分し尽くしたとは言えないかと思います。それに、鎮静薬であるミダゾラムを投与したらやはり吐き気の症状が悪くなるのだとしたら、そこは慎重になるべきかと思います。せめて、眠る作用は弱いけど吐き気を抑えるハロペリドールを中心にするのがいいのではないでしょうか」

と述べると、大勢はそちらに引かれていくのがよくわかった。たしかに、「今日の状況でも眠るのが妥当か」という点については、微妙というニュアンスの発言はした。そして、スタッフの多くも、本心ではそう思っているのだろう。できれば鎮静をしないに越したことはないと。

もう誰も一言もしゃべらない。僕の言葉を、みんなが待っている。「鎮静はしないで、できる限りのことをしていきます」という言葉を。及川がここにいたら何て言うだろう。逃げては、いけない。逃げたらきっと、僕らはまたあの涙雨に濡れることになる。

カンファレンスのための一時間も、もうそろそろ終わりに近づいていた。一〇年前のAさんのときと変わらない状況。しかし僕には一〇年前と同じ轍を踏まない、もうひとつの戦略があった。

僕は手をあげて、発言を求めた。

ラインを引く

カンファレンスが終わってすぐ、担当する看護師と一緒に、吉田ユカの病室を訪れた。ユカはやや緊張した面持ちで、ベッドに起きて座っている。

「カンファレンス終わりましたか」

「ええ」

僕と看護師は椅子を持ってきて、ベッドサイドに座る。

「それで、どうなったんですか。今日から眠れることになったのでしょうか」

僕は少し沈黙をおいてから、彼女の目を見て、ゆっくりと話し始めた。

「カンファレンスの結果としては、少なくとも本日の状態で鎮静の対象となるような医学的適応はない、という結論になりました」

ユカの顔が一気に固くなる。

「もっと、ボロボロになってからじゃないと、眠らせてもらえないということですか」

「いや、そうではないです。毎日、僕たちの方で体調を評価させていただき、『月曜日と同じくらいの身体症状になった場合は』鎮静の適応として、僕らと吉田さんとで相談して決めましょう」

と伝えた。


そう、これが「身体的苦痛を軸に議論する」ことと同時に僕が考えた「もうひとつの戦略」だった。つまり「**月曜日くらいのつらさ、という状態にラインを引く**」ことで、落としどころを意識させる、という作戦だ。

他人のつらさを数値化するのは難しい。でも、過去に見たその人のつらさの程度なら理解できる。だから僕は最初からユカの「月曜日のつらさ」を強調した。そこがギリギリの落としどころだろうと考えたのだ。基本的には「今日眠りたい」という点を主張しながらも、それに反対するスタッフの口から「月曜日の状態ならともかく」という言葉を引き出し、それに譲歩する姿勢で、

「いまは薬で緩和されている症状が、月曜日と同じレベルでまた再燃した場合は、再度カンファレンスを開くことなく、鎮静を始めても良い」

ということに対する言質をとって、カンファレンスを終える形にもっていったのだ。


もちろん、ユカたちにとってそれは満足いく結果とは言えなかった。

「たしかに、吐き気は月曜よりは良くなっていますが、それでも今日だけで五回は吐いています。意識は朦朧とするし、のども乾くし、体力も大きく落ちてしまって、トイレに行くのもできなくなりそう。これらが大きな苦痛です」

と言いながら涙ぐんだ。

「二四時間、いつでも要望を伝えてもらっていい。僕は月曜日の状態のところにラインを引きました。あれは吉田さんにとって『耐え難い苦痛だ』とおっしゃった。僕も看護師も、それを知っています。だからまた、あの状態がきたら、もうその時はいつでも始めましょう」

と僕が言うと、ユカは顔をあげ、

「二四時間いつでもいいのですか?」

と聞いた。僕が頷くと、

「それはちょっと良かった。二四時間いつでも、眠らせてほしいと言えるというのが安心できる。月曜日始めた薬がもう二日でしょ。これまで先生にやってもらった薬、どれも効いたけど三日くらいで全部効かなくなった。だから今の薬も明日くらいで効果が無くなりそうな気がするから」

と言って表情が和らいだ。


そして、ユカが予言した通り、翌日の木曜日には吐き気と嘔吐は一気に悪化し、誰が見ても「月曜日の状態」を通り越した苦痛にユカは襲われた。

「また元に戻ってしまいました。半日で一〇回は吐いています。ほとんどまともに起きていられる時間もない。これであればさすがに眠って過ごす方がいいと思います」

約束を果たす時がきたな、と僕は思った。

診療部長、病棟師長、そして臨床心理士に、事前に話し合っていた「月曜日のライン」が来たことを報告し、鎮静の開始について許可を得た。

もう誰も、鎮静に反対するものはいなかった。


「**調節型鎮静**という方法を行います」

と、僕はユカに説明した。

「いきなり鎮静薬で眠ってしまうのではなく、徐々に眠くなるように薬を増やしていって、苦痛が取れるレベルを探していくという方法です。人によっては、うつらうつらして声をかければ目が覚めて会話ができるくらいでコントロールできる方もいれば、結果的にまったく目が覚めないほどの深い鎮静になることもあります。そのための薬剤として、まずはハロペリドールという薬を使います」

これは、カンファレンスでスタッフの一人が提案した方法をまずは試みてみようということからだった。ハロペリドールは通常、鎮静薬としては使用しない。眠る効果がそれほど高くないからだ。しかし一方で、吐き気を抑える作用があり、その意味でこの薬に期待するところもあった。

「調節型鎮静、という方法は初めて知りました」

と、ユカはノートにメモを取りながら言った。

「でも私が望んでいるのはあくまでも『持続的な深い鎮静』です。それに、私はこれまでも胃カメラの時とか、鎮静薬使ってもらっても全然眠れなくて。効きが悪いみたいで、今回もそれが不安です」

ユカは不満そうだったが、続けて、

「ただ、その導入として薬を調節しながら、というのであれば受け入れられます」

と言い、調節型鎮静で導入していくという方針に納得してくれた。

一〇日間

僕はどうしてもユカに聞いておきたいことがあった。

「吉田さん。僕はあなたが入院するときに、『僕らと対話をする時間をくれませんか』とお願いしましたよね。そして今日まで一〇日間、この病棟で過ごしてもらって、鎮静を開始するまでに時間の猶予をもらったのだと思っています。それは、僕らにとってはさまざまな治療法や、ケアを行うことができて、そのプロセスを経ての今日があるわけですから、とても意味がある時間をいただいたと思っているんです。最初にお願いしたように、僕ともスタッフとも、たくさんの言葉を交わして頂いたと思います」

ユカは黙って僕の顔を見ている。僕もユカの目を見ながら言葉をつづけた。

「僕はもしかしたら、薬やスタッフのケアなどで、うまく症状が緩和されて、鎮静が必要ない状況にできるのではないかと考えていました。でも、先日吉田さんが話されていたように、少しは楽になったとしても、幸福度が上がるというほどの症状緩和ができなかった。それは結果として、苦痛が続く一〇日間を味わわせてしまったのではないかと思うのですね。もし吉田さんの希望通りにしていたら、苦しまずに済んだ一〇日間を。だとしたら、この病院に入院してからの時間は、吉田さんにとって無駄な時間だったのでしょうか」

——僕にとっては懺悔の時間だった。

こんなことを患者に聞くべきではないのかもしれない。でも、僕は緩和ケア医でありながら、彼女に「お願い」をしたことで、本来なら苦しまなくてもよい時間を作ってしまったことは事実だ。そこに、意味はあったのだろうか？　これを聞いておかないと、きっと後悔するときがくる。

ユカは、少し考えてから、ゆっくりと話し始めた。

「この病棟に来られて、過ごせた時間は無駄ではなかったと思います」

それは決して社交辞令からくる言葉ではないことは、ユカの口ぶりからわかった。

「一〇日間ということですが、もっと短く感じています。ここのスタッフの皆さんは、しっかり目を見て話を聞いてくれた。心を看てくれているようで嬉しかった。医療者がこれまでこんなに真剣に向き合ってくれた経験がなかったから、それを取り戻せる時間というものを持ててよかったです。それで、ずっと抱えていた医療トラウマもいい形で緩和されました。良い思い出をもって旅立てそうです」

と涙を流しながら語った。

僕も不覚にも涙があふれそうになったが、気持ちを落ち着け、

「そう言っていただけると、僕が救われます。一〇日間、時間をくれて本当にありがとうございました」

と言って礼をした。

「わざわざスイスに行かなくても、日本にこんな素晴らしい病院があって、こんないい時間が過ごせたね、と思っています。これから、最後のお風呂に入ります。夫とも、十分語り合いました。もう、本当に十分です」

ユカは涙を拭いて、やさしく微笑んだ。


僕は、ここで会話を止めておくべきだったのかもしれない。

ユカからの温かい言葉を聞いて、調子に乗った部分もあったのかもしれない。ただ、それでももうひとつだけ、ユカに確認しておきたいことがあった。僕は、今なら聞けると思ってユカに尋ねた。

「では今は、安楽死制度はなくてもよいと思われていますか？」

僕は何を期待していたのだろう。単純な好奇心だったかもしれない。でも今の話の流れなら、もしかしたら「安楽死はなくても、緩和ケアがあれば十分ですよね」という言葉がもらえると期待したのかもしれない。

しかし、僕の質問に対してユカは、軽く下を向き、そしてまた僕の目を見据えて言った。

「いえ。私は、安楽死制度はやはりあったほうがいいと思います。それは民主的なひとつの方法として」

エピローグ

吉田ユカは、鎮静を始めて一週間後に亡くなった。

実は、鎮静薬の投与を始めた後、ユカは中々眠れずに僕らは試行錯誤することになった。ユカが不安に思っていた通り、薬の効果が出にくかったのだ。ハロペリドールでは眠れないだろうことは予測していたが、その次に使ったミダゾラムも効きが悪く、最終的にはフェノバルビタールという薬剤を使用して、ようやく眠ることができた。

結果的に、ユカにとってはつらい時間をさらにもう少し延ばしてしまうことになってしまった。

「思うように眠れなくて、つらかったね。ようやくこれで、つらいのが楽になるのですね」

フェノバルビタールで眠り始めたユカをみて、旦那さんの表情もようやく和らいだ。旦那さんは、これまでずっとユカと鎮静について語りあってきた、と話していたが、

「もうこれで本当に話ができなくなってしまうのですね」

とポツリと呟いたことが印象的だった。


そして、ユカが病棟から家へ戻った日は、ユカが参加したいと言っていた僕と幡野との対談イベントの二日前だった。

「きっと、上から見ていると思いますよ」

と旦那さんは天を仰ぎながら笑顔で告げ、僕らとスタッフが見送る中、ユカの棺を乗せた車と一緒に帰っていった。

もう、夏の終わりが近い、枯れた香りが吹く夜だった。


吉田ユカと別れて二日後、僕は幡野と本の販売イベントで対談するため、東京に向かった。

その巨大なブックセンターの控室で、僕は幡野に吉田の死を伝えた。

「ああっ、そうなんですか……そうなんだ……」

と言って、幡野は絶句した。

「実は、ユカさんから眠る前に『これから眠ります』ってメールが来ていたんですよ。それからどうなったんだろうなっていうのがあって。そうか……」

「本当はこのイベントにも来たい、とおっしゃっていたのですけどね。でも、今日のイベントで、吉田さんのことを話してもいい、と言われて来たんです。本当は、その内容を録音して、病室へ持って帰るつもりだったのですが」

するとは幡野が少し考えて、

「西先生は、どうしてユカさんのことをそんなに取り上げたいと思ったのですか?」

と尋ねてきた。僕は少し沈黙をおいたうえで、

「……僕にとって、最初から安楽死を明確に希望してきたケースが初めてだったんです。そして僕に対しては『安楽死ができなくなったときの代わりに鎮静をしてほしい』という希望でしたが、それは今の緩和ケアの常識からすると基本的にはナシな要求で。その点と吉田さんの思いをどうすり合わせていくのか?　ということを考えさせられたんです。結果的に、安楽死を望んでいた彼女が緩和ケアのプロセスの中で最期を迎えることができたという意味で、安楽死に対する緩和ケアの可能性は感じられました」

そう答えると幡野は、

「僕もそれは感じました。最後、彼女とのメールの内容を見ていて、緩和ケアの可能性については。先生や看護師、心理士さんの名前もあって、『これまでの医療不信はなんだったのか、と思うくらい良い体験ができている』というメッセージを受けていたのでホッとしていたんです。緩和ケアにかかって最期を迎えるということにも希望が持てましたね」

と言いながらも、以前に語っていた「格差」に対する懸念についても触れた。

「ただ、それはあくまでも西先生のケースなんだよなあ、とも思いました。彼女が自発的に物事を調べて考えて行動できる人だったということもあるし、ある程度の財力もあったり、旦那さんとの関係性も良いとか、様々な要因がトータルとしてできたのであって、僕は『これぞ格差だなあ』とも思いました。じゃあ、全国で同じことがみんな受けられるかと言うと正直難しいですよね」

「それを、僕らみんなが考えていかないといけないと思っているんです。緩和ケアさえあれば安楽死はいらない、みたいな乱暴な話でもない」

僕は、ユカの最後の言葉を思い出していた。

「私は、安楽死制度はやはりあったほうがいいと思います。それは民主的なひとつの方法として」という言葉。僕はあの後、それ以上に言葉を継ぐことができなかった。なぜですか？と問うのもはばかられた。「民主的」という言葉にそのすべてが込められていると思ったのだ。僕らの会話はそこで終わりになったが、今日の幡野の言葉は、そのユカの思いの続きを代弁しているように感じる。

「そもそも、今回のケースにおいて、鎮静ができたことに驚いているんですね。倫理とか、ルールとか、病院の中でのいろいろなしがらみとかあるでしょうし。逆に彼女にそれができるんだったら、他の病院でどうしてできないんだよって思いましたし。彼女の一件は、いろいろと驚きましたし、緩和ケアへの見方が変わりましたよね」

僕はギクッとした。幡野は、僕とユカとの間で入院の前後、そして鎮静をかけるまでのゴタゴタについては知らない。少し説明が必要だろうな、と思い、僕にとっては情けない部分も含めて振り返ることにした。

「幡野さん、実際としては、『入院させてください、眠らせてください』っていう話を受けて僕が『はい、わかりました。では今夜眠りましょう』って言える状況ではなかったんですね。倫理的にアウトだろうなと。僕一人は納得できてもスタッフは納得できないだろうなとか」

ひと呼吸おいて、説明を続ける。

「彼女には『入院はしましょう、眠ることも考えましょう、でも医療者の考える常識として、今ここで鎮静の適応かと言われたら、正直早すぎる』とお伝えしました。『ただ、あなたの思いもわかります。だから、あなたの思いとスタッフの思いを交わしあう時間をください』っていうことを伝えたんですね。それで入院して様々なスタッフと言葉を交わしてもらいながらやってきたんです。

……ただ、最終的に何が決め手だったかと言えば、身体的苦痛がかなり強くなって、薬とかを試してみたけどそれが緩和できなかった、というところでした。だから実際には、通常の鎮静のプロセスに乗った方法で行われたから問題はないんですけど、逆に言えば彼女は身体的苦痛が出るまで待たされた、という部分はあるんです」

そう正直に答えると、幡野は難しい顔をして眉を寄せた。

「QOLって人それぞれじゃないですか。でも一方で、鎮静のラインってここからって決まっているじゃないですか。僕なんかは、QOLが人それぞれなんだから、鎮静についても杓子定規にここからって決めるのではなく、患者側のラインに合わせるべきだと思うんですよ。死にたい理由なんて、まさに人それぞれですからね。

正直そういったところにも医療者と患者のボタンの掛け違えみたいなことを感じるんですよね。僕は今回のユカさんの件で、緩和ケアにおける鎮静の可能性は確かに感じましたよ。でも、前にも話したように、じゃあそこに賭けようとか、信じようとかは思えないんですね。西先生とユカさんのケースは変な言い方だけど、日本全国見渡しても幸運なケースでね。そんなことは普通はないでしょう」

幸運なケース……だったのかは正直よくわからない。

幡野が言った「患者側のラインに合わせるべき」という言葉。そこがまだ世界的にも難しい課題を残している。僕は患者側のラインを聞いたうえで、医療者の常識に寄せるようにそのラインを引き直した。それが正しかったのか、まだよくわからない。ユカは頑張ってくれた。それに対して僕は言葉を尽くし、何度も頭を下げていた。でもその一部は詭弁ではなかったか、といまだに思う。

Yくんのように、周囲にすべてを委ね、死の直前まで苦痛もなく普通に生活ができ、世界とのつながりを感じながら生きていくことが普通になったら……。それでも人は安楽死を求めるだろうか。それが普通なら、鎮静だって必要がなくなるかもしれない。僕らが目指す、「安らかで楽な死」は、Yくんの生き方が普通になるということなのかもしれない。

釧路の海に

海の向こうには死者の国がある、という信仰があるのはどの地域のことだっただろうか。沖縄だったような気がするし、山陰でもそんな話を聞いたことがある。でもいま北海道の、青よりももっと深い青の海を見つめて、僕はこの向こうにも誰かがいるような気がしていた。

Yくん、そして吉田ユカと別れた夏から半年が過ぎ、僕は二〇年ぶりの同窓会に出るために実家に戻ってきていた。

実家がある釧路に、冬に戻るのは何年ぶりだろう。

冴える風と氷に閉ざされた僕の故郷は、冬に戻るにはちょっと厳しすぎるのだ。朝日の中を氷晶が舞う日常。鼻の奥がツンと痛くなる寒さに、吐く息すら凍って落ちてしまうんじゃないかと、子供の頃の僕は感じていた。もっとも、夏には深い霧に閉ざされるこの町は、季節が巡ったとしても決して心躍る故郷とは言えないのだけど。

でも冬の海は好きだった。

子供のころ、何か嫌なことがあったり、ひとりになりたい時には海に出て行って、固く凍った砂浜でぼーっとしていることがよくあった。釧路は、先人たちが海と向き合いながら生活をしてきた町。だからなのか、僕も自然と海に入り浸るようになった。そんなときの海は、鈍色に重く、時に狂ったように岩を打ちつける雄々しい海だった。でもその荒々しさも、子供の自分からは、強く、そして美しかった。

ある時は一〇分くらい、時には一時間以上も浜にたたずんでいた。海と対話していた、と書くと格好いいけど。でも、唸るような海の声を聞きながら、自分の心と向き合っていると、自然と落ち着いていったことは確かだ。夕陽が落ちてくると、海に向かって手を合わせた。帰るのがいつも名残惜しかった。

いま大人になって、改めてこの海に来てみると、僕が何に対して手を合わせてきたのかがわかるような気がする。

＊

Yくんの奥さんと会えたのは、彼が亡くなってから三か月後のことだった。

僕が暮らしの保健室にいる日を及川に問い合わせて、都合を合わせて来たらしい。保健室に現れた奥さんの表情は、明らかに疲れていた。眠れていないのだろうか、と心配になる。

「彼はどうして死んだのでしょうか」

及川がコーヒーの準備をするのを待たず、奥さんは話し始めた。

「親族の方々が『あなたがついていながら、どういうことなの……』、『何かあったんじゃないの』、『どうしてすぐに病院に連れて行かなかったの』って、私を責めるんです。私も、正直びっくりしました。人って、こんなにあっけなく亡くなってしまうものなのかなって」

はじめ僕は、「医療ミスがあったのではと疑われているんだろうか」と訝しんだ。

Yくんは、癌が進行して死に至った。確かに、予想以上に早い死ではあったけれども、「どうしてだ！」と驚くほど早かったわけではない。僕らからすれば「ありえること」なんだ。きっとそれを伝えたらわかってくれるだろう。

僕は、少し警戒しながらも、ゆっくりと答えた。

「彼は、癌で亡くなったんですよ」

「それはわかっています。でも、癌で亡くなるってどういうことですか」

「いや、なので癌が全身に広がってですね」

「癌が全身に広がったら、人は亡くなるのですか。肝臓がダメになった、とか心臓がダメになった、ということならわかりますけど。そのあたりがはっきりすれば、きっと親族もみんな納得できるんだと思います」

そうか、僕は大きな勘違いをしているのかもしれない。

奥さんや親族――そしてそれは実の両親のことなんだろうけど、「納得できる答え」がほしいんだろうな。

なるほど僕らは、「癌で亡くなる」って一言で言ってしまうけど、そしてそれは真実なんだけど、それだと納得できない方もいるんだな。ただ、最後の一か月間、CTのような検査もしていないし、本当のところ「正確な死因」はわからない。だとしたら、どう言えばいいんだろう。しかも、奥さんの口を通して両親に伝えるためには……。

僕は、うーんと考えて、

「奥さん、これはね、ちょっと難しいかもしれないのですが」

という前置きをしてから話し始めた。

「旦那さんは肝臓と腹膜というところに癌が広がっていましたよね。それで痛みがあったからモルヒネも使っていました……よね？　でもそれでかなり症状が楽になって、自宅に戻れたわけじゃないですか……」

僕は、奥さんと一緒にYくんが歩んだストーリーをもう一度見てもらうように語った。

「それで家に帰って、本当に楽しそうに彼は過ごしていましたよね。苦痛もなく。ただ、退院してから少しずつ眠る時間が増えてきましたよね。食事の量も減って。おそらく、癌が大きくなってきたことで、肝臓や腸の機能が徐々に落ちてきた時期だったんだと思います。それに伴って、肝臓や腸だけではなく、腎臓や脳とか、他の臓器にも影響が出始めた。肝臓は解毒を司る臓器ですからね。だから、元気そうに見えても、亡くなる数日前には全身的にはもうギリギリだったのだと思います。そしてコップにたまった水があふれるように、一気に悪くなったように見えた……、というのが……」

というところまで話して、僕は息をのんだ。

話すのに夢中になっていて気づかなかったのだが、奥さんはいつのまにか涙を流していた。いつものように、表情は変えず、でも大粒の涙を。

「すみません。つらいことを思い出させてしまって」

「いえ、いいんです。続けてください」

（続けてくださいって言われてもな……）

と思いつつ、

「え、えーと。そうですね、そのようにギリギリで頑張っていたところで限界が来て、全身の臓器が耐えられなくなった、というところだと思うんです」

医学的にはあまり正確な説明とは言えない。病名をつけようと思えば、そういった状態を表す言葉はある。でも、それを伝えたら奥さんは救われるだろうか？　僕は違うような気がした。

それに今はもっと大事なことがある。あの冷静で、いつでも表情を崩さなかった奥さんが、目の前で泣いている。そっちのことのほうがよほど重要だった。でも、何て言えばいいんだろう……。言葉が出ない……。


「私、奥さんが泣いているの初めて見たわ」


いつの間にか、奥さんの背中に手を当て、ゆっくりと話す及川の声が、冷えた静寂に温度を与えた。

「私、奥さんが泣いているの見て驚いてる。ずーっと泣かずに今まで頑張ってきたものね。Yさんとのお別れの時も？」

背中をさすられて、奥さんはまたぼろぼろと涙をこぼした。

「そう……なんです。あの朝も、彼が息してないって気づいてすぐに『お義母さんに電話しないと』って思って。お義母さんたちはすぐに来てくれたけど、その時の姿見てたら泣けなくなって……」

及川は横でうんうん、と頷きながら聞いている。嗚咽もなく、静かに涙が流れる沈黙に、僕らは次の言葉を待っていた。すると奥さんは涙を止めて、

「もっとできることがあったんじゃないかな、って思っていたのかもしれない」

「うん。でも、今日先生の話を聞けて少しわかったから……。どうして彼が、私の前からいなくならなくちゃいけなかったのか……」

そう言って、奥さんはにっこりと笑った。

その笑顔もまた、僕らがこれまで見たことがない笑顔だった。


「及川さん、ありがとうございます」

奥さんが帰ったのち、僕は及川に頭を下げた。きっとあの場面、僕ではなく及川の言葉が効いたんだと思う。

「ファインプレーでした」

と言うと、及川はふーんという顔をして、

「まあ、それは役割分担だから……。でもね、あの奥さん、きっとまた来るよ。と言うか、

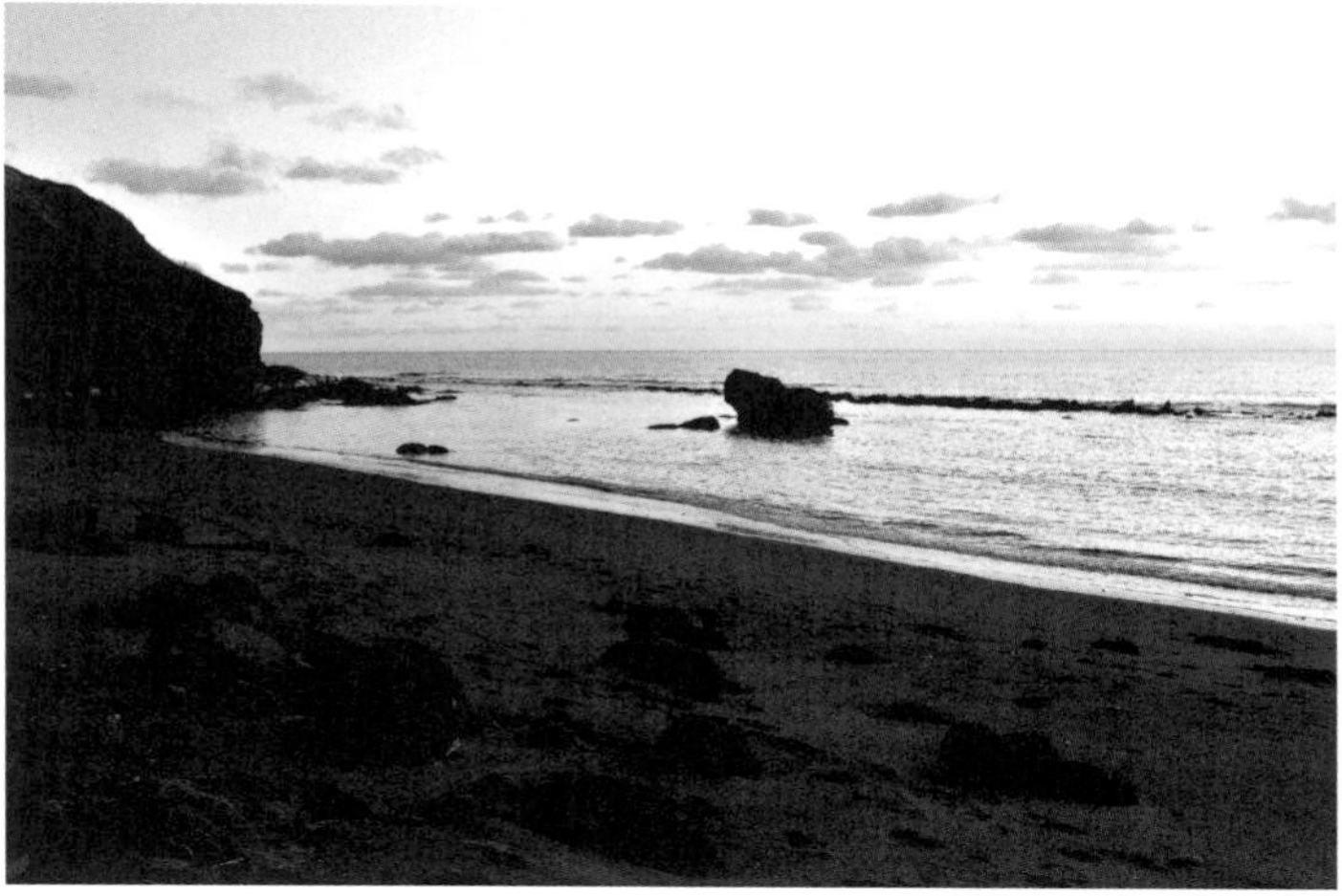

来てほしい」

「え、まだ納得してないってこと？」

「夫を亡くしたことを、そんなに簡単に納得できるわけないじゃない……。喪失した悲しみは、ふとしたときに顔を出して、悩ませるのが普通。それと向き合って、また日常に戻って、また顔を出して……って繰り返し」

「そうか。確かにそうですね」

「でも、それで苦しくなったらいつでもここに来られる、ってことが大事なの。彼女がひとりじゃない、って思えることがね。あの時、私や先生とこんな話をしたなって思えることが力になると思うの」

へーっ、と声を出して、僕はのけぞった。

暮らしの保健室の意義を、僕は及川ほど理解できていなかった。どうやらもうしばらく、僕は彼女に頭が上がらないらしい。

＊

いつも荒々しい釧路の海は、今日に限って穏やかに凪いでいた。空気はしんと冷たく、潮の香りも凍らせていた。

死の色はいまだ、僕の中にはない。ただただ、海に向かって祈る。

気がつけば、少し前まで眩しく水面を照らしていた陽は、もう夜に帰ろうとしていた。僕もそろそろ帰らないとならない。厳しく刺すような風の吹く釧路から、あのぬるい春の匂いがする東京へ。

またね、と手を振りつつも、次にまたこの海に会えるのはいつになるだろうと名残惜しくなる。でもまたきっと、僕はこの海に会いに帰ってくるんだろうなと思った。

僕は座っていたテトラポットを降り、もう一度海に手を合わせて、祈った。

夕陽は水の奥に沈み、空がその残滓を紅くとどめていた。

あとがき

僕はある夏を二人の患者と過ごし、そして別れを経験した。

ひとりは安楽死を望み、最期を緩和ケア病棟で眠って迎えた女性。そしてもうひとりは、周囲に全てを委ね、子どもたちとのつながりの中で、家での最期を迎えた男性。

僕は二人と過ごした時間を通じて、死について深く考えさせられた。そして、死に対する緩和ケアの可能性を強く感じた。適切な緩和ケアがあることで、苦痛は予防できるし、安楽死に頼らなくても苦痛がゼロのまま死に至ることも可能になる。また、安楽死を望んでいたとしても対話のために心のドアをノックすれば、その扉を開けてくれるかもしれない。

二人の姿は、安楽死制度があろうが、なかろうが、「安らかで楽な死」に到達することができることを僕らに教えてくれたのではないだろうか。

海外における安楽死制度も決して完璧なものとは言えない。それを日本にコピーして持ってきたとしても、この国は決して幸せになるといえないだろう。

僕は医師として、安楽死を世界から無くしたいと思っている。それは安楽死制度を無くしたいという意味ではない。仮に安楽死制度があったとしても、それを使いたいと思う人をゼロにしたいという思いだ。緩和ケアの発展を急速に進めて、安楽死を求める人を減らしたい。安楽死施設を閑古鳥が鳴く状態に追い込みたい。

オランダ一国でも年間六〇〇〇人以上、ベルギーでも四〇〇〇人以上、そして日本でも七〇パーセントの方が安楽死に好意的な状況の中で、安楽死をゼロにするなんていうのは馬鹿げた夢物語だと思われるかもしれない。

しかし、アメリカには「がんをゼロにする」ことを目標に掲げたMDアンダーソンがんセンター（MD Anderson Cancer Center）だってあるのだ。そのセンターのロゴは「Cancer」の部分に赤で横線が引かれ、世界に向けて「がんをゼロにする」強い意志を示している。もちろん、このロゴが使われるようになった頃は、今に比べてがん治療の技術も十分ではなかった。その頃に、理想を掲げて「Cancer」を赤線で消したその姿勢に賛嘆せざるを得なかった。

『安楽死・尊厳死を語る前に知っておきたいこと』（安藤泰至著・岩波ブックレット）に興味深い意見が書いてあった。

「安楽死」や「尊厳死」が求められるような「悪い死」の原因として、多くの人々は変えることのできない個人の病気や病態ばかりを挙げ、（医療やケア、コミュニケーションの不足や社会的孤立を生み出している悪しき文化などというような）こうした変えていこうと思えば変えていける広い意味での社会的・環境的要因がきちんと問われないままになっていることが多い。※（　）内は筆者加筆

僕たちは、死について語ろうとするあまりに、人が生きることを支えるということに真剣に取り組んでこなかったのではないか。「尊厳のある死」を達成するために必要なのは、本当は「尊厳のある生」の達成のはずだ。それを「死なせる」ことによってしか達成できないという議論は、フォーカスがずれてしまっているのではないか。

僕はよく「死には三種類の死がある」という話をする。それは、

・肉体的な死
・精神的な死
・社会的な死

である。これまで当たり前に過ごしてきた社会に、徐々に参加できなくなり役割を喪失することでの社会的な死。役割を喪うことや病気の進行で心が弱くなり、自分の存在価値を見失っていく精神的な死。そしてその先にある肉体的な死。

僕たちは安楽死についての是非を考える前に、まずこの三種類の死を知るべきだ。安楽死について考える人を増やす。その前提として、そもそも「人が死にたくなる社会」に僕たち

は加担しているのではないだろうか、という問いについて考えた方がいい。

本来の緩和ケアは、人が生きる、その全人的ケアを行うものだ。単に体の痛みを取るだけではなく、精神的な不安をケアするだけでもなく、癌を抱えながらその生を全うできるような社会を育てていくこと。「社会的処方」を通じて、地域における社会的孤立を解消し、人と人とのつながりの中で生きていけることを普通にしていく。そのような「よい生」の追求の先に、安楽死制度の必要性が問われるべきだろう。


正直なところ、安楽死制度はあってもよい。吉田ユカが「それは民主的なひとつの方法として」と述べたように、そして松本医師が「安楽死という窓口」という言葉を用いて、安心して死にたいと言える社会を望むように、ひとつの選択肢としての制度はあってもよい。安楽死について議論をするとしたら、それが是か非かを話し合うのではなく、作ることを前提として、社会にこれから何が必要なのかを考えていく方がよほど建設的だろう。

ただ、僕ら緩和ケアの医療者はその制度が育つことを上回る狂気で、**「死にたくなくなる」手立て**を育てていく。それが、役割だと思う。

もちろん、医療だけでは不十分な部分がたくさんある。いま「緩和ケア」という言葉が指すものは社会にまで広くおよぶ。僕らは医療や看護などの技術でそれを追求するけれど、社会そのものが変わらなければいつまでたっても「死にたい」人は無くならない。

あなたの役割は何だ？
安楽死制度を進めるカギは、一人一人の手の内にある。そしてまた、世界から安楽死を無くす、その役割を果たせるのも社会で暮らすあなたがた一人一人なのだ。社会で孤立する人の声に、耳を傾けてほしい。そして、対話をしてほしい。否定やアドバイスの押し付けをするのではなくて。

あなたの姿勢が変わることが、この国の安楽死制度を進め、そして安楽死を無くす第一歩になる。

二〇二〇年五月

西智弘

※この本は、事実をもとにフィクションを三〇パーセントくらい混ぜて再構成した物語だ。患者の情報については、特定を避けるために設定を変更、または本人・家族から掲載許可を得たものである。

社会的処方研究所オンラインコミュニティのご案内

社会的処方研究所は、川崎市を中心に「薬を処方するのではなく、まちのつながりを処方することでひとを元気にする仕組み」である社会的処方について、勉強会やワークショップを通じての研究と、実践を行っている。しかし川崎市から遠方の方では、その活動内容や情報を得ることが難しい。そういった方のために社会的処方研究所では「オンラインコミュニティ」を用意している。

【特典①最新情報やアイディアが共有できる】

社会的処方研究所の情報は、実際に勉強会やワークショップに足を運ばないと手に入れられない。

しかし、オンラインコミュニティに参加した方へは、そこで話し合われたアイディアをすぐに手に入れることができ、また国内外の最新情報も合わせて知ることが可能になる。

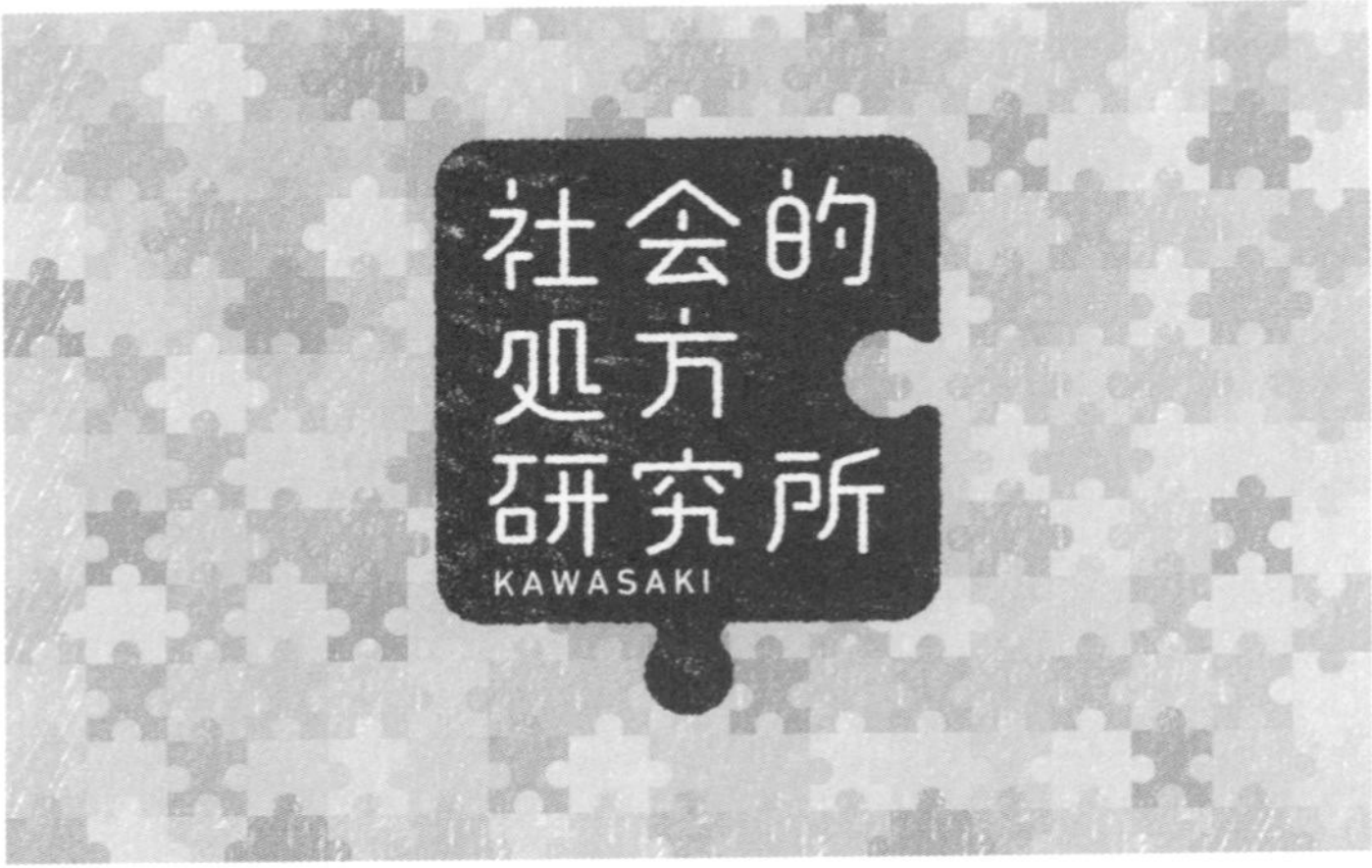

https://camp-fire.jp/projects/view/77042

【特典②作戦会議】

オンラインコミュニティから始まる様々な企画に一緒に参加することができる。本書も、オンラインコミュニティでの作戦会議で、メンバーで一緒に作った本である。

【特典③イベントの参加】

社会的処方研究所のイベントなどに優待価格で参加することが可能。またオンラインコミュニティで知り合ったメンバーで、新たなイベントが始まることも期待している。

今後も社会的処方についての情報は日本で拡大していくだろう。もし今後も、社会的処方研究所の活動を追っていきたい、という方はぜひオンラインコミュニティへの申し込みを検討いただきたい。

西 智弘　にし・ともひろ

川崎市立井田病院かわさき総合ケアセンター、腫瘍内科／緩和ケア内科医長。

一般社団法人プラスケア代表理事。

2005年北海道大学卒。室蘭日鋼記念病院で家庭医療を中心に初期研修後、2007年から川崎市立井田病院で総合内科／緩和ケアを研修。その後2009年から栃木県立がんセンターにて腫瘍内科を研修。2012年から現職。現在は抗がん剤治療を中心に、緩和ケアチームや在宅診療にも関わる。

また一方で、一般社団法人プラスケアを2017年に立ち上げ代表理事に就任。「暮らしの保健室」「社会的処方研究所」の運営を中心に、地域での活動に取り組む。日本臨床腫瘍学会がん薬物療法専門医。

著書に『がんを抱えて、自分らしく生きたい――がんと共に生きた人が緩和ケア医に伝えた10の言葉』（PHP研究所）、編著に『社会的処方：孤立という病を地域のつながりで治す方法』（学芸出版社）などがある。

だから、もう眠《ねむ》らせてほしい
――安楽死と緩和ケアを巡る、私たちの物語

2020年7月10日　初版
2020年8月25日　3刷

著　者　西 智弘
発行者　株式会社晶文社
東京都千代田区神田神保町1-11 〒101-0051
電話 03-3518-4940（代表）・4942（編集）
URL http://www.shobunsha.co.jp

印刷・製本　ベクトル印刷株式会社

ISBN978-4-7949-7187-6 Printed in Japan